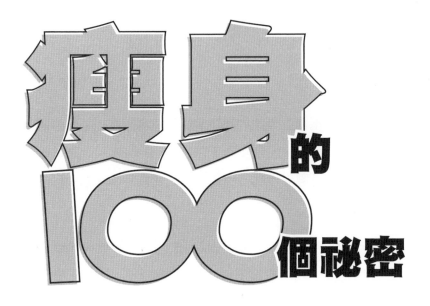

瘦身的100個祕密

減重迷思一次破解，

運動營養師王元哲教你健身瘦身不復胖！

作者 ———— 王元哲

序
我親身體驗的減重領悟

　　交通大學電機系畢業的我決定從事健身行業，並不是因為自己特別喜歡運動，而是我非常在意自己的身材；小時候因為身形肥胖，我曾遭受過嘲笑與霸凌，因此格外無法忍受自己身上的肥肉。

　　今年 36 歲的我，有多次大量減重的經驗。準備大學入學考試那段期間，我的體重第一次超過 80 公斤；但是一進入大學後，因為瘋狂的準備新生盃比賽而大量運動，讓我在一個半月內體重降到了 69 公斤，卻也因為身體勞累導致左腳踝嚴重扭傷，而沒能參加我最在意的新生盃籃球賽。也因此，本為上籃起跳腳的左小腿，到現在還是比右小腿纖細一些。

　　這次的減重完全沒有遇到平台期，甚至沒有刻意控制飲食，只是每天都大量的運動，也是我唯一一次沒有任何為減重而被迫妥協的瘦身經驗。之後我也與許多人一樣，在進入一段感情之後出現過「幸福肥」，以及出國後的例行發胖，即使減

重，大概都只是減去 5~6 公斤的體重。

當時不是健身教練，沒有足夠的健身知識，也不知道減去的體重是脂肪、水分還是肌肉，我只能以「有沒有腹肌」，來判斷自己應不應該繼續減重。

2018 年到上海當健身教練之前，我為了考取美國健身教練執照而住在美國半年，那時到達了人生體重的巔峰——88 公斤，取得教練執照後便開始進行瘦身，同時有系統的記錄瘦身的過程。然而那次的減重還是利用大量運動加上飲食控制，雖然順利的利用四個月時間減到了 76 公斤，但依然存在有許多誤區及可以改善的地方，例如：肌肉量的大量流失，還為此額外花費了 2 個月的時間，才恢復原有的力量與肌肉量。

我一直維持 10% 左右的體脂約一年，直到新冠疫情爆發，有一段相對長的時間無法進入健身房運動，加上回台灣會需要兩週的隔離時間。留在上海的我，便異想天開的利用這段時間吃胖，然後記錄一個月的減脂試驗。

根據上一次的經驗，我的體重由 86 公斤減到 78 公斤，但只有 4 公斤是脂肪，讓我檢討與反思，為什麼我在運動量與飲食上作出極大的妥協、但成果依然有限？這一次為了實作消除

內臟脂肪的測試案例，我大量的攝入精緻碳水化合物來快速堆積內臟脂肪，雖然體重的改變不大，但腰圍的變化卻是相當驚人，同時驗證了精緻碳水與內臟脂肪堆積有極大的關係！

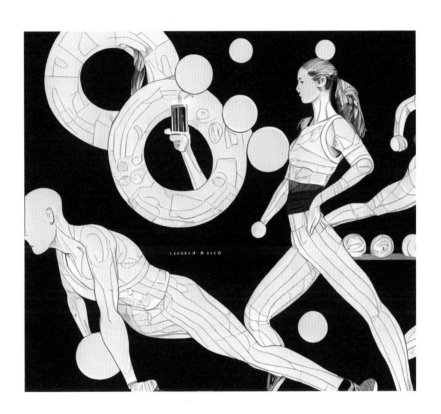

沒有一套減脂方法
可適用於所有人

　　經歷過多次減脂，以及擔任多年的健身教練之後，我深刻意識到一件事，許多當前流行的減重觀念並沒有辦法符合所有人的需求，而健身教練的職責與價值就是幫助這些人克服種種障礙，調整他們的狀態到能夠利用主流的減脂瘦身觀念，達到健康的減重。

　　瘦身對於某些人來說並不困難，有些人甚至沒有變胖的經驗。相對的有不少的「減肥困難戶」不但有克制飲食，也有在運動，但體重與肚子上的脂肪卻一直在原地打轉。問題在於他們的狀態還不適用於所謂的「利用熱量缺口瘦身」。的確，一般人透過適度調整飲食與運動，就能形成熱量缺口、達成瘦身的效果；可是當你已經作出改變、卻沒有看到成效的時候，除了檢視自己的「改變」是否足夠之外，有必要探討一下無法成功製造熱量缺口的原因。

　　此外，在任職健身教練的期間，我發現自己時常要回答

許多相類似的問題，所以我把這些重複率高的問題與解答製作成影片，放到網路上讓其他可能有相同問題的人也能夠獲得解答。大多數的問題並不困難、並且有明確的正確答案，例如背部如何發力、為什麼膝蓋會不舒服、或者運動完後補充哪一種碳水比較好等等。

但有更多的問題看似很簡單，卻不一定有統一的答案，例如：哪一種運動能最有效的減脂？很多人內心已經出現了一個答案，而且這個答案確實幫助他達成瘦身目標，卻不代表它適用於所有人。事實上這個答案必須要考慮到更多因素，例如時間、體能、強度、目的等等。相同的運動可能因為體能上的差異而有不同的結果，對於體能強的人可能只是「熱量消耗」，但對於體能弱的卻有「肌力訓練」的效果。如果沒有針對性的安排強度，便會影響到恢復的日程安排、運動頻率等；而這些因素又需要配合被執行者的有限時間、空間與運動能力。

舉個簡單的例子：一個年輕的運動員，每天早餐前的暖身運動是 20 分鐘內跑完 5 公里，結束之後他並不會感到疲憊，甚至感到更有精神；一個長期久坐的上班族決定開始減肥，也想用同樣的方法，但他跑完 3 公里卻需要 30 分鐘以上，運動強度雖然小了，但跑完之後腿會痠痛一到兩天才能恢復，直接

影響到隔天的跑步狀態。

　　很明顯的，運動員與上班族所製造的熱量缺口的「量」，有本質上的差距。對於運動員來說 20 分鐘 5 公里並不困難，容易長期維持；可是上班族卻必須忍受運動初期帶來的陣痛，相對容易放棄，再者若不適當的調整強度與安排休息日，他很可能變成過度運動導致體能「越跑越差」。

　　因此每當被問到類似這種需要考慮多重因素的問題，我會選擇請他購買我的私教課，再利用課程時間來為他制訂適合個人時間、空間與能力的瘦身計畫。量身定做的瘦身計畫需要全面考量個性因素，與一般人被網路媒體所教育的「方法簡單」、「7 日見效」等誇張口號，存在極顯著的差距。

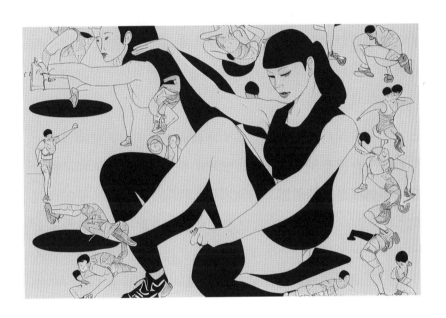

追求健康，
同時你會得到健美

　　網路媒體帶來的另一個誤解是，它讓大眾以為，擁有無贅肉的健美身材是一件簡單的事，卻不知道實際上有不少網紅明星為此付出極大代價，他們往往在退役後因為長期節食而出現報復性飲食，瞬間暴肥。

　　的確，保持適當的體脂肪來維持健康是所有人都需要的，**你可以同時擁有健美的身材與健康的身體，但這並不表示擁有健美與健康是一體兩面。**舉個例子：利用節食或吃代餐所得到的「6 塊肌、人魚線」，其實是你消耗掉身體的代謝能力換來的短暫結果；或者是一些非運動員的女性會員，過於熱衷有氧運動，在兩個月內將體脂肪從總體重的 18% 減至 13%，導致月經失調。這些例證都顯示，許多獲得「健美」的方式，不一定能讓你同時獲得「健康」。

　　身體是最誠實的，它會直接反映出你當下的生活狀態。想要有「健康且健美」的身體，唯一的方式就是健康且認真的生

活、計畫、調控、享受著工作、飲食、訓練、運動與生活帶給你的酸、甜、苦、辣，並且熱愛努力嘗試後得到的身材，這個狀態才能真正長久的帶給我們「健康且健美」的身材。

值得一提的是，有些健美運動員或是健美愛好者，為了不斷突破極限、超越自我，會選擇犧牲健康，例如：健美運動員長期使用類固醇導致心血管疾病、過低的體脂導致內臟保護降低、內臟受損，以及運動員長時間的高頻心跳導致生理性心臟增大等現象。這些是他們為了超越自己與追求極限而作出的妥協，在符合社會規範的範疇內是值得尊重的，但這並不表示他們的訓練方式就是「健康且正確」的訓練方式；同樣這也代表，我們以正常的方式是不可能獲得像他們那樣的身材。

因此，**在開始我們的運動改造之前，一定要先了解自己「改變運動與飲食的目的」，以及「可能達成的目標」**。

許多人運動的目的，是為了要變瘦、改善外型，也有人是感覺身體狀態變差，甚至是被醫生警告而開始運動。通常以健康為出發點的人群，比較能持之以恆的運動，也相對容易從醫療相關機構中取得正確的運動方式來達成目標。但對於想要「變瘦、變好看」的人來說，往往沒有明確且系統化的管道來

傳播瘦身方針；市面上雖然充斥著各種瘦身產品、食品、運動模式與新型器械，卻不容易選擇到適合自己的項目，極可能經歷幾次嘗試失敗後就選擇放棄。

為此，我會建議這種運動族群把目標與注意力改放到「變健康」上。「健康」者會自然而然的展現自己最好的一面，變得更有自信同時也大幅增加自身魅力。以健康為目的去改變運動與飲食習慣，可能成效沒有那些瘦身產品、食品來得快速，但可以肯定的是，當你透過腳踏實地的改正生活習慣、運動習慣與飲食習慣，你得到的將不只是健康與活力，好身材也會隨之而來，同時也因良性循環而長久維持良好的體態、遠離慢性疾病，一舉數得。

以我個人經驗得到的結論是，那些能成功瘦身不復胖、並且養成運動習慣的會員，都是以「增進自身體能」或「改善自身健康狀況」為目標而開始接觸運動的族群。這也是我在本書想傳達的觀念之一。

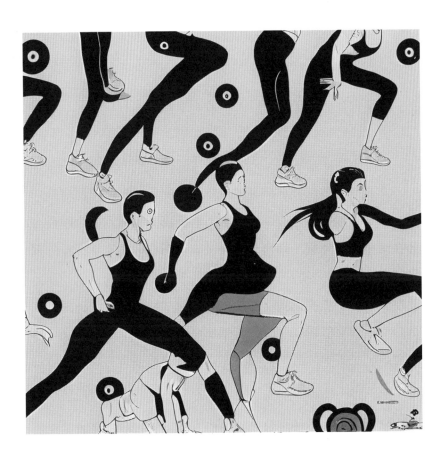

前言
瘦身 100 問 讓你健康不復胖！

　　這本書是整理匯總我自己的瘦身經驗、會員成功瘦身經驗以及科學文獻，為各種不同狀態的人解答那些細瑣卻又容易遇到的瘦身小瓶頸，避免大家走不必要的減脂冤枉路！

　　本書同時依據我各時期的減重心路歷程，歸納出瘦身時心理層面會遇到的種種問題。我認為心理層面所遇到的問題最容易在減重時被忽視，卻也是最後決定減脂成敗與避免復胖的關鍵因素。在開始計算熱量吃減脂餐之前，更應該問自己：我為什麼要減肥？變瘦後我能得到什麼好處？我真的需要減肥嗎？再瘦一點會更好看嗎？減脂不是簡單的少吃多動而已，過程中你會遇到一系列的難題與選擇，當沒有足夠強大的理由支撐自己不斷的做出正確的決定，成功瘦下來的機率微乎其微。

　　減肥不是簡單的計算熱量缺口、而是重新認識身體需求的一個過程，當你充分了解並適度滿足了身心靈的需求，在這個

前提設定下的熱量缺口，才能最「舒適」的降低體重，也才能完成一次健康且不復胖的瘦身之旅。

　　本書是我歸納出 100 個過往最常被問到的減脂問題，這些問題幾乎所有減脂新手都會遇到，雖然網路上就可以搜尋到類似的答案，但有些答案不能通用所有人，而需配合個人情況作出調整。

減脂是一點一滴
生活方式的轉變歷程

以我的經驗，**在原有的生活、飲食與運動習慣上進行「修改」，成功減重又不復胖的機率會遠大於重新「制訂」一個與你原本生活方式完全不同的減脂計畫**；這些新的計畫可能可以在較短的時間內幫助你減重，但它持續的效果也會相對較短。很少人能完全放棄原有的生活方式，所以當你完成減脂目標，從減脂期的飲食運動模式變回原有的生活方式之後，你的身材很容易又會變回減肥前的狀態，甚至更胖。

因此我並不推薦提供制式化的減脂計畫，而更傾向於提供不同的改善方向，讓會員一步一步的嘗試將減脂與生活達成平衡。

為此我設計了一個非常簡單的小測驗，讓讀者了解自己目前的狀態與可能會遇到的問題，並依據經驗將想要減肥的人劃分成五個類型，每一類人都有不同需要針對的減脂目標及改善方式，讓大家能自己去決定與嘗試哪些是你能長時間維持、變成真正的生活習慣。

我也會在後面列出三個詳細的案例，提供大家三種最基礎的減脂範本。再次強調，減脂不僅是一個時期或階段，而應該是從「不健康」的生活習慣轉變到「健康」的生活後所獲得的「附加效果」。

　　在看過非常多減肥成功與失敗的案例後，我發現那些不急於看到成果，並且把重心放到減脂以外的目標，例如：如何把減脂餐做得更好吃、如何增強自己的運動表現、改善腰痛、改善血糖、以及不做出大改變但堅持每一個小改變等的人，大部分都減肥成功。因為他們的目標是簡單且成果顯而易見的，不知不覺伴隨著這些目標的不斷進步，他們的身體也越來越健康並且反映到身材上。

　　最後，「千里之行始於足下」，任何一點小改變都有機會成為你減脂成功的關鍵，希望大家都能找到最適合自己的健康瘦身生活模式！

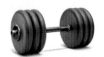

目 錄（Contents）

選擇健身房的必備知識　216

如何局部減脂？　226

與減脂有關的內分泌問題　232

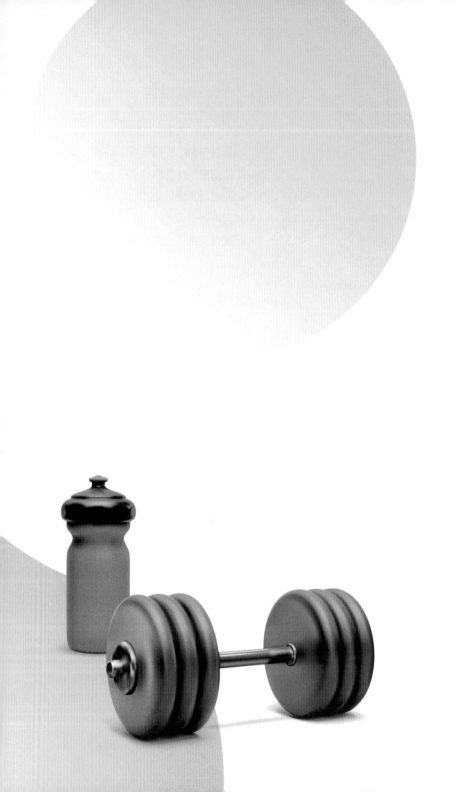

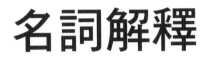

名詞解釋

在閱讀接下來的重頭戲之前，先要跟大家介紹一些簡單的觀念以及計算單位，方便大家在之後的閱讀中能更快速地理解：

✚ 大卡

又稱千卡（Kcal），為一千卡路里，是計算熱量的單位。體內 1 公斤的脂肪能提供 7,700 大卡的活動熱量消耗。

✚ 三大營養素

碳水化合物、脂肪、蛋白質是提供人類維持生命熱量與修復細胞所需材料的三大營養素。建議一般人群碳水化合物占總熱量的 50~60%，脂肪占總熱量的 20~30%，蛋白質占總熱量的 10~20%，而增肌人群可以提高蛋白質的熱量攝取至 30~40%，碳水化合物與脂肪的熱量分別減少至 30~40% 以及 20~30%。

✚ 碳水化合物

每克的碳水化合物可提供 4 大卡的熱量，建議每公斤體重每日攝取 2~4 克的碳水化合物；由碳與水組成的化合物，又稱為醣類，有多種不同的組成形式，例如：食物中的各式糖類與

澱粉類，以及體內的血糖、肝糖原、肌糖原等。不論是何種形式，最後大多都被轉化成葡萄糖的形式被身體利用，是大腦運轉與高強度運動的主要能量來源。

✛ 脂肪

　　每克的脂肪可提供 9 大卡的熱量，建議每公斤體重每日攝取 0.5~1 克的脂肪；它是由碳、氫、氧結合而成的聚合物，能提供身體大量的熱量，是日常生活與低強度運動的主要能量來源，也是身體主要儲存能量的形式，一般正常人身上的脂肪儲存量約為 20,000-100,000 大卡。

✛ 蛋白質

　　每克的蛋白質可提供 4 大卡的熱量，建議每公斤體重每日攝取 1 克以上的蛋白質，健力運動員或高強度健力愛好者可嘗試每公斤體重攝取 1.6 克或以上的蛋白質；由碳、氫、氧、氮結合而成的聚合物，是體內氮元素的唯一來源，也是細胞更新與合成、修復肌肉重要的材料。值得一提的是，蛋白質在食物充足的情況下，並不會被當成熱量來消耗，因此身體實際上每日使用的熱量只來自於碳水化合物與脂肪，攝取蛋白質的主要

目的，是提供身體細胞生長更新的材料。

✿ 基礎代謝率

又稱 BMR（Basal Metabolic Rate），簡稱基礎代謝，為一估測的近似值，是身體在靜止（坐著或躺著）時的熱量消耗速率，用來計算每日最少的攝入熱量。每個人的基礎代謝會因為年齡、內分泌、肌肉量與體重而有所不同，但不會有過大的差距，如果你長期攝入熱量低於基礎代謝，體重卻能不斷上升，那有可能是代謝出現問題，例如：甲狀腺功能減退，建議尋求醫院等專業協助，此時就無法利用公式計算出真實的基礎代謝量。

✿ 每日熱量消耗

又稱 TDEE（Total Daily Energy Expenditure），為一估測的近似值，是身體一整天所有熱量消耗的參考值，包括基礎代謝、運動消耗、消化消耗等。每個人的基礎代謝會因為年齡、內分泌、肌肉量與體重而有所不同，但不會有過大的差距，而減脂就是讓每日實際攝取熱量低於「每日熱量消耗」但高於「基礎代謝」來製造「熱量缺口」。一般建議熱量缺口控制在300~500 大卡之間，而基數較小的朋友，千萬不要熱量攝入少

於基礎代謝，應該以提高運動消耗當作替代手段，才能健康且順利地瘦身。

🧩 代謝壓力與機械張力

近年來學術界對於為何出現「肌肥大」，歸納出兩個主要的原因：機械張力與代謝壓力。身體在承受大重量所產生的機械張力，以及代謝壓力透過力竭、不完全恢復等等，快速堆積乳酸來誘發肌肥大效果。也有部分研究顯示機械張力對於肌纖維的成長有高度相關，而代謝壓力主要是刺激位於肌纖維旁的微血管等負責代謝的結締組織，造成組織肥大。

機械張力：是由負重或拮抗肌產生與肌肉施力方向相反的作用力，適當的機械張力會造成肌纖維些微的損傷，進而誘導肌纖維變粗以及力量上的增加。

代謝壓力：肌肉收縮消耗能量之後會產生乳酸等副產物，這些產生能量後的副產物需要肌梭周圍的微血管與結締組織來代謝運送回靜脈。而當乳酸產生的速率大於代謝的速率時，就會出現乳酸與副產物堆積的情況，而這種情況會讓結締組織逐漸產生「肥大」的狀態，而增加了肌肉的維度，但這種肌肉維度的增大與力量沒有特別的關聯。

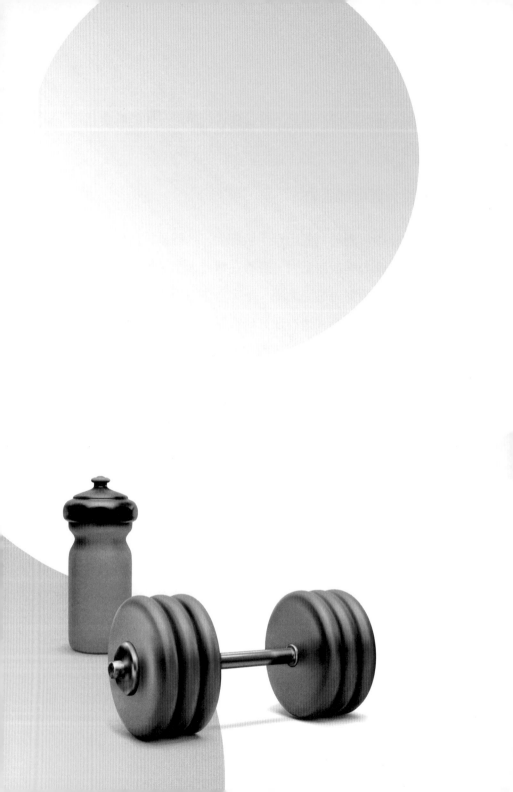

不同類型的
肥胖族群

肥胖類型小測驗

我整理出 5 種最常見的肥胖類型，並利用以下 4 個小問題來快速檢測自己是屬於哪一種肥胖類型、以及可能遇到的問題。

1. 你的 BMI（體重（公斤）/ 身高 ^{2}（公尺））

體重過輕	BMI < 18.5
正常範圍	18.5 ≦ BMI < 24
過重	24 ≦ BMI < 27
輕度肥胖	27 ≦ BMI < 30
中度肥胖	30 ≦ BMI

2. 體脂率

3. 腰臀比（腰圍／臀圍）

   正常的腰臀比則是在女性應小於 0.85、男性小於 0.9

4. 將食指與大拇指用相同的方式去按壓小腿肚，正常的皮膚是有彈性的，按壓完能立刻回到原位；水腫的皮膚則是壓下去時感覺皮膚不會反彈，反而往旁邊擴散。

此外，要提醒大家，**千萬不要一味的追求「速成」，所有的改變都不宜過大，每一次飲食的改變與熱量的限縮控制在 10～15%**，例如：每週有 7 天，先嘗試每週選一天時間，認真的計算熱量，用健康的方式烹飪一整天的食物並且享受它們；持續一至兩個月當身體適應之後，再增加至每週兩天，以此類推。當決定要從減少每日熱量攝取著手時，也切勿大幅度的改變飲食習慣，每一餐都比以往少吃 10～15% 的量；同樣的維持一至兩個月後，視情況再減少 10～15% 的攝取量，以此類推。

大幅度的減少總熱量攝取，一定會有它的效用，然而在沒有詳細了解自身情況與專業的指導下，可能會額外承受許多風險，例如：降低代謝能力、累積食慾造成報復性飲食而快速復胖等。作好了細水長流、打持久戰的心理準備後，就讓我們開始認識自己是屬於哪一種肥胖類型、以及該注意哪些細節吧！

類型 1：泡芙人

♡ 身體數值

1. BMI 屬於正常範圍 $18.5 \leqq BMI < 24$。
2. 腰臀比大於 0.9。
3. 體脂率接近或大於 30%。
4. 皮膚較有彈性。

💪 體 型

1. 四肢纖細但有小腹。
2. 臀部容易有塌陷的情況。

🍎 飲食習慣

1. 口味偏重。
2. 喜歡糖油混合物與飲料。
3. 蔬菜與蛋白質攝入較少。

🚴 作息特性

1. 年紀較輕。
2. 運動頻率較低。

1. 對於精緻食品的依賴性較高，需要花時間與心力去準備健康的替代品，例如：自己做全麥麵包、低卡高蛋白的蛋糕等。

2. 改變飲食習慣具有一定難度，宜適度利用蔬菜搭配水果來替代精緻加工甜點；增加蛋白質魚肉豆蛋奶的攝取量。

3. 運動時較容易感到疲累與出汗，高強度運動效果較差。

減脂思路

1. 運動以長時間低強度的有氧運動為主：散步、滑步機、游泳都是很好的選擇。

2. 飲食則是每個月改善 10% 的餐點：每天三餐，一個月就有 180 餐，在這 180 餐中均勻分散的選擇 18 餐，將這 18 餐吃得健康且營養。

3. 切勿大幅度的改變飲食與運動，每日的熱量缺口不要超過每日總熱量攝取的 10~15%，以避免因為食慾長期得不到滿足，最終大爆發而吃得更多、變得更胖。

類型 2：水腫型肥胖

♡ 身體數值

1. BMI 屬於正常範圍 18.5 $\leqq$ BMI $<$ 24。
2. 腰臀比大於 0.85。
3. 體脂率在 20-25%。
4. 皮膚沒有彈性。

♭ 體 型

1. 手腕、腳踝、小腿與下肢出現浮腫。
2. 體重與體脂都屬於正常範圍，但下半身較為臃腫、小腿特別粗壯。

♂ 飲食習慣

1. 不愛喝純水或水分攝取總量不足。
2. 口味較重。
3. 有飲酒習慣。

🚲 作息特性

1. 長期久站或久坐。
2. 心肺能力較差。
3. 運動時需要注意腰部與膝蓋。

減脂容易遇到的瓶頸

1. 運動前後體重差距較大,掉得快、但喝水吃飯又會長回來,體重反覆跳動容易打擊自信,導致放棄。

2. 心肺能力較弱,運動強度受限,無法有效的燃燒脂肪。

3. 製造熱量缺口沒有辦法改善水腫問題,許多人會將努力方向放錯。

減脂思路

1. 多喝水,多流汗。

2. 建議每週進行兩次以上的 30 分鐘心肺運動,增加心肺能力與肌肉,來增強下肢體液循環。

3. 由於細胞與淋巴等組織已經習慣過量儲存水分,所以解決水腫初期的重點並非「減脂」,而是需要一段時間來讓身體恢復正常儲水量,這段時間通常需一至三個月,

主要是依據細胞更新的週期來決定。而這期間不要太在意體重的變化，以心肺能力、運動能力為進步的指標，要堅持多喝水、多流汗、以及進行心肺訓練。

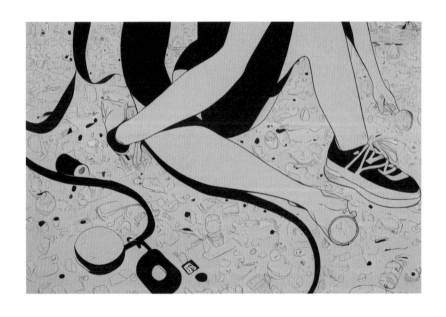

類型 3：內臟脂肪過高型肥胖

♡ 身體數值

1. BMI 屬於過重 24 ≦ BMI < 27。
2. 腰臀比大於 1。
3. 體脂率男性大於 20%、女性大於 25%。

💪 體 型

1. 腹部皮下脂肪不厚但仍舊凸出。
2. 有骨盆前傾的情況。
3. 容易出現腰部痠痛。

🍎 飲食習慣

1. 沒有任何飲食控制。
2. 經常飲酒。

🚴 作息特性

1. 沒有運動習慣。

減脂容易遇到的瓶頸

1. 懶，找各種藉口不去運動。

2. 食量較大容易感到飢餓，配餐時需要特別注意飽足感。

減脂思路

1. 這時候的身體有可能出現高血壓、高血糖、高血脂等亞健康狀態，建議將健康的生活與飲食當作目標，而不要太過在意體重與身材上的變化。

2. 這種類型運動能力不差，只要堅持每週運動三次、每次45 分鐘以上、感到微喘，三到六個月就會出現效果。

3. 控制飲食最重要的是要減少高熱量食品，例如：糖油混合物、油炸食品、飲料等；增加低熱量的健康食品，例如：蔬菜與簡單烹飪的瘦肉等，使得在控制熱量的同時也能吃得飽；如果還是覺得餓，可以增加蔬菜的攝取量。

類型 4：皮下脂肪過高型肥胖

身體數值

1.BMI 屬於過重 24 ≦ BMI ＜ 27。

2. 腰臀比大於 1。

3. 體脂率 25%~30%。

體 型

1. 四肢粗壯，但多為脂肪堆積。

2. 小腹上累積相當厚的一層、可用手指捏起的皮下脂肪。

3. 皮膚有塌陷的情況。

飲食習慣

1. 口味偏重。

2. 喜歡糖油混合物與飲料。

3. 蔬菜與粗糧攝入較少。

作息特性

1. 久坐少動。

2. 運動能力稍差。

減脂容易遇到的瓶頸

1. 對於精緻食品的依賴性較高，需要花時間與心力去準備健康的替代品，例如：自己做全麥麵包、低卡高蛋白的蛋糕等。

2. 改變飲食習慣具有一定難度，適度地利用蔬菜搭配水果來替代精緻加工甜點；增加蛋白質魚肉豆蛋奶的攝取量。

3. 基數較大，需要將時間拉長至少 3~6 個月、甚至一年以上，過急的減脂容易導致失敗或是反彈。

減脂思路

1. 不要對代餐或酵素抱有太高期望，尤其是年紀超過 28 歲之後，靠節食吃沙拉或代餐減去的脂肪非常有限。認真規劃適當的熱量缺口，並養成運動的習慣，才是真正有效的方式。

2. 此種類型的肥胖族群，大多是將吃美食當成唯一的消遣。因此，除了運動與飲食，適當的培養興趣來解除壓力，也是非常重要的，例如：公益服務、插花、品茶、品咖啡、藝術創作等，都是能經由努力獲得成就感的優質活動。

3. 重新審視交友圈與生活圈。多數人並不喜歡當下的身材

與生活方式，但無法建立運動習慣以及控制飲食的最主
要原因，是周遭的人都在過同一種生活而無力改變。因
此當你下定決心要改變的時候，第一步可能不是去報名
健身房，而是靜下心來審視自己的生活方式，同時選擇
能讓彼此都進步的「益友」！

類型 5：肌肉型肥胖

♥ 身體數值

1. BMI 屬於過重 24 ≦ BMI ＜ 27。
2. 腰臀比女性小於 0.85、男性小於 0.9
3. 體脂率接近或大於 20%。

💪 體 型

1. 四肢粗壯，但皮下脂肪並不是特別厚。
2. 容易與一般肥胖搞混，主要的差異在於肚子與小腹較為平坦。

🍎 飲食習慣

1. 沒有忌口，喜歡吃肉。
2. 食量較大，口味較重。

🚴 作息特性

1. 有運動習慣。
2. 運動能力較強，運動強度較高。

1. 初期降低碳水會有三天至一週的「蜜月期」，體重掉得非常快，但主要是降低體內肌糖原的儲備量，並不是真正的減脂；因此只要補充足夠的碳水，體重又會立刻恢復。這種體重的大起大落容易打擊信心，導致放棄減脂。

2. 女性會想要讓四肢變得「纖細」，然而高強度的運動只能減去脂肪的維度，而不會減少「肌肉」的維度。所以除了要控制熱量缺口之外，還要控制運動強度來減少肌肉維度。

3. 大幅度不正確的改變飲食容易累積飢餓感，當飢餓感戰勝意志力的時候，會出現爆發性飲食，有相當高機率變得比先前更胖。

減脂思路

1. 對於減少維度特別是腿部，需分為「脂肪層」與「肌肉層」。脂肪層靠熱量缺口，由於皮下脂肪其實並不厚，所以大約 1~3 個月就能減至標準狀態。然而肌肉維度則需要重新規劃「運動強度、運動部位、運動項目」，例

如：想要減少肌肉維度就不建議進行拳擊有氧或槓鈴有氧這種高度「乳酸堆積」的運動，而會建議進行低強度的運動例如：散步、斜坡快走、游泳等，減少肌肉的受力強度。高頻率的拉伸，同時避免久站等，讓肌肉慢慢的因適應低強度運動而變細，這樣的轉變通常會需要半年以上、甚至是一年的時間。

2. 這類型的肥胖者雖然皮下脂肪不多，但內臟脂肪也不少，因此常會出現水桶腰的狀態。內臟脂肪沒辦法靠高強度的運動在短時間內消除，同樣是需要低強度長時間高頻率的運動，例如：每週五次、每次 45 分鐘的斜坡快走，持續 1~3 個月後，通常會有不錯的成效。

3. 改變飲食需要特別注意飽足感，可以將原本習慣吃的精緻食品，例如：飯、麵等換成粗糧或雜糧麵，並且刻意增加蔬菜的量，以確保在減脂的過程中不被饑餓所困擾。

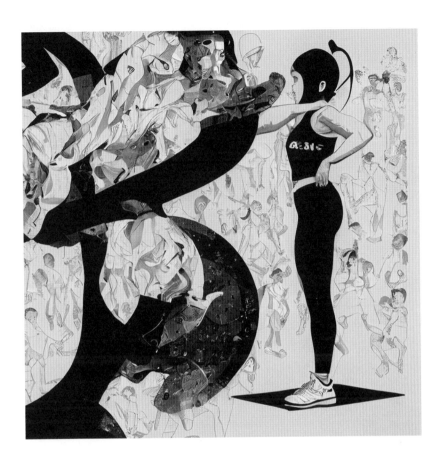

不同類型的肥胖族群

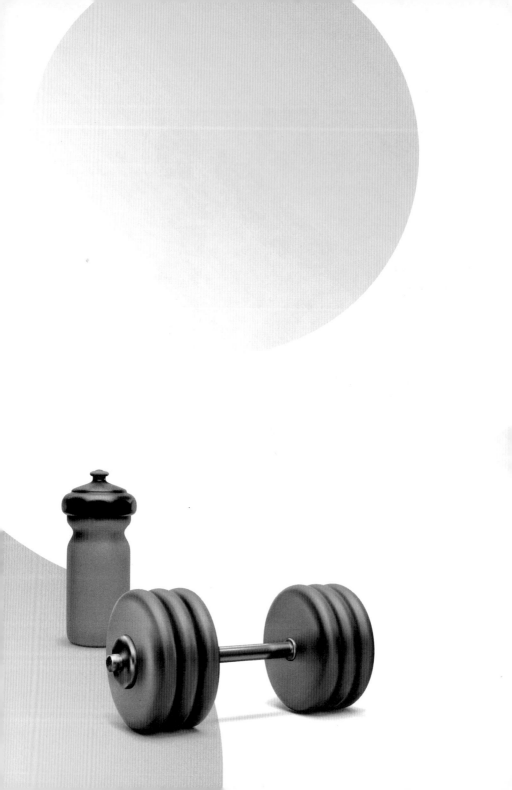

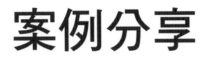

案例分享

減脂就像是旅行，每個人的出發點與目的地都不相同，即便有地圖也要不時地確認是否偏離路線；減脂也是一樣的，所有的運動與飲食都需要依據自己身體的反饋不斷做調整，也需要不斷地遭遇並解決未知的困難才能繼續前進，因此詳細且容易執行的計畫雖然重要，但不斷地「發現問題、尋求解決方式、微調並收集反饋」的能力，才是我幫助眾多會員成功瘦身的關鍵。

　　由於無法列出所有的可能性與解法，故只在此選擇三個較具有代表性的案例來分享執行細節、設計方向與遇到問題時該往哪個方向尋求改進，讓大家有個基本案例可以模仿，並在遇到減脂平台期時依據自身情況快速地找到解決方式。

案例 1：我

⚡ 成 果

88kg － 74kg ＝ 16kg，體脂肪 25% → 10%，難度高，適合有經驗與運動能力強的人群。

🧍 年齡

34 歲，減脂時長：6 個月

💚 身體數值

1. BMI ＝體重 (公斤)/ 身高 ^{2}(公尺) ＝ 88kg/(1.8)^2 ＝ 27，屬於過重 24 ≦ BMI ＜ 27。

2. 腰臀比 0.86

3. 體脂率 25%

🪧 肥胖種類

肥胖種類：肌肉型肥胖

✑ 減脂目的

儘量在不減去肌肉的前提下將體脂率由 25% 降至 10%，無關體重。

飲食習慣與其缺點

1. 不忌口：三大營養素比例不均；各種營養素比例不均；過多的脂肪與蛋白質造成消化不順；過多脂肪導致酸性體質，造成鈣質流失；過量攝取反式脂肪，增加心血管疾病的風險。

2. 食量大：容易攝取過多熱量。

3. 喜歡吃重口味食物：體內電解質濃度過高；攝入過多的脂肪；攝入過多 Omega 6（Omega 6 是身體發炎媒介的重要原料，過多的 Omega 6 會導致身體發炎、長痘）；造成肝臟與腎臟負擔。

4. 多數餐點是外食：攝入過多的反式脂肪；攝入過多的 Omega 6；脂肪比例過高；蛋白質偏低；膳食纖維不足。

5. 每天都會吃早、中、晚、宵夜：沒有精確計算熱量，就容易攝取過多的熱量；身體長時間保持高胰島素的狀

態，容易造成血糖或血管方面的疾病；身體在胰島素偏高的情況下，使用脂肪的能力降低。

6. 經常飲酒：酒精的熱量非常高，即便是小酌也可能讓一整天的飲食控制前功盡棄；造成肌肉發炎，復原速度變慢，影響訓練效果；增加肝臟與腎臟的負擔。

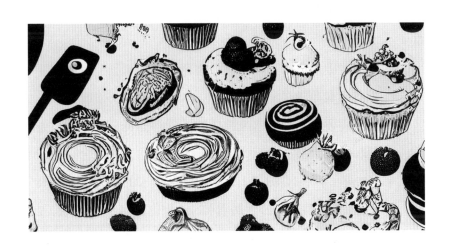

飲食規劃方向

1. 盡可能保留肌肉：有大重量訓練。以每公斤體重攝取 1.7 克以上的蛋白質估算，一開始 88 公斤時，我每日攝取 150 克蛋白質、共 600 大卡，減重末期接近 74 公斤時，我每日攝取 125 克蛋白質、共 500 大卡，依據體重逐步降低攝取蛋白質的量；蛋白質消化吸收較慢，盡量均勻地分散在各餐；選擇低脂肪的肉類，例如：雞胸肉、雞小胸肉，而一般的雞腿、豬與牛肉的脂肪比例較高，在大量攝取蛋白質時也會連帶攝取過多的脂肪，在這種情況下，也可以選擇幾乎只有純蛋白質的蛋白粉作為部分蛋白質來源，避免全部的蛋白質來源都只能選擇不好吃的雞胸肉。

2. 足夠的碳水支撐運動：我習慣每天都要運動，減脂期間維持重量訓練的強度，並外加 45 分鐘的低強度有氧，因此需要足夠的碳水來確保我運動時的質量。我會在腿部訓練那天攝取 4 克（每公斤體重）的碳水化合物，即 352 克（4 克 × 88 公斤）共 1,408 大卡的熱量，其餘天數裡攝取 2 克（每公斤體重）的碳水化合物，即 176 克（2 克 × 88 公斤）共 704 大卡的熱量；其中有在腿部訓練

之後會盡快補充 150 克的碳水，其餘的天數會在運動後補充 75 克的碳水化合物。運動後的碳水化合物可以選擇高 GI 的食品，例如：白飯、麵甚至是可樂，剩餘的碳水主要分配在早餐與中餐。

3. 盡可能降低脂肪攝取：每公斤體重攝取 0.5 克的脂肪，即 44 克（0.5×88 公斤）的脂肪與 396 大卡的熱量。脂肪的攝取量降低，食物的口感會大量降低，特別是肉類，因此我會盡可能地將脂肪與肉類一同烹飪、或是選擇脂肪含量較高的肉類，以增加口感，而其他像是碳水與蔬菜，則盡量水煮後利用蔥、蒜、醬油、醋等低脂肪調味料調味。

4. 設定每日熱量攝取量：當時的體重是 88 公斤，基礎代謝大約 2,000 大卡，每日建議攝取約 3,100 大卡，原本推薦的適當熱量缺口是 10~15%，因此每日建議減少攝取的熱量即為 310~415 大卡，所以減脂期的每日攝取量是 2,790~2,685 大卡。然而將前三項熱量總和加在一起後會發現，練腿日的熱量攝取是 2,404 大卡，而一般日的熱量則是 1,700 大卡，平均（四天一個訓練週期）下來大約是 1,900 大卡。選擇 1,900 大卡的攝取熱量來

進行減脂、而不是 2,790~2,685 大卡的原因，是由於我是在兩個月左右從 80 公斤胖到 88 公斤，此時的代謝應該跟體重 80 公斤時相差不大，以及我當時剛開始從事健身教練的工作，有身材上與減脂進度上的壓力，所以加大熱量缺口。

對於一般人，我並不建議隨意地加大熱量缺口，而是先從每日建議攝取量或原本飲食總熱量的 90~85% 為減脂期間的攝入熱量。我是有多次大量減脂的經驗，所以很熟悉我個人減脂期適合吃多少熱量，在力量與運動量沒有太多變化的前提下，我會依照先前個人經驗得到的每日攝入熱量來進行減脂。

🥤 飲食範本

平日：碳水化合物 176 克，蛋白質 150 克，脂肪 44 克；練腿日額外增加：碳水化合物 176 克；蔬菜量要吃到每天都能順利排便。

數值皆為近似值	卡路里 Kcal	碳水化合物 (克)	脂肪 (克)	蛋白質 (克)
早餐				
燕麥 50g	160	35	0	5
雞蛋白 X2	40	0	0	5X2
午餐				
海南雞飯（去皮、少飯）	650	40	30	55
訓練後加餐				
運動飲料＋蛋白粉	445	75	5	25
晚餐				
雞胸肉 300g	265	0	5	55
蕃茄燉蔬菜 (大量)	65	5	5	0
水果 200g	80	20	0	0
平日總和	1705	175	45	150
練腿日額外加餐				
早餐 + 燕麥 50g	140	35	0	0
水果 200g	80	20	0	0
中餐 + 白飯 250g	260	65	0	0
運動後飲料	300	75	0	0
練腿日總和	2405	350	45	150

運動規劃方向

1. 力量訓練 4 天一個循環：一次有效的重量訓練會讓肌肉輕微受損，並因為基因的特性，在適當修復後肌肉變得更強壯，因此訓練與休息是一樣重要的，而肌肉需要 48~72 小時的休息時間，我每天都訓練所以選擇較長的 72 小時休息時間。這意思是練完一個部分之後要休息三個整天再進行下一次訓練，所以一個循環為四天；也因此我將全身分為 4 大部分：胸、背、腿、肩膀與手臂進行循環訓練。

2. 力量訓練維持重量：特別提醒的一點是：對於一個健身新手，還是有機會能做到「增肌減脂」，但若是一個規律訓練了一年以上的健身老手，在減脂期間並不容易同時兼顧「增肌減脂」。減脂期間熱量與營養都會比先前來得少，加上消耗脂肪屬於「分解代謝」，讓肌肉合成需要的「合成代謝」的時間變少，所以要保持肌肉的難度也會增加。此外，碳水化合物的攝取量會變得較少，導致訓練時的能量供應降低，所以力量訓練方針是先維持重量、再追求組次數，以機械張力為主要刺激，可稍微增加組間休息時間。

3. 增加低強度有氧：在減脂期間，碳水化合物是很珍貴的能量來源，碳水化合物是高強度重量訓練的主要能量來源，同時燃燒脂肪也需要碳水化合物的參與，所以選擇「低強度的有氧」。低強度有氧單位時間的熱量消耗較低，但脂肪占大部分比例，因此相較於「高強度有氧」，低強度有氧能用較少的糖原消耗較多的脂肪，只要時間拉長，總消耗量也能跟得上高強度有氧。此外，低強度有氧對肌肉的損害較小，不需要花費大量的時間休息以修復肌肉，能達成較高運動頻率，長期看來總消耗量並不輸高強度有氧，甚至更多。

4. 重量訓練與有氧訓練分開：重量訓練排在有氧訓練前面，最好之間間隔 2 小時以上，並且期間內要補充碳水與蛋白質：重量訓練比低強度有氧更需要碳水化合物來維持運動狀態，所以將重量訓練排在有氧運動前，來確保訓練時體內的碳水化合物是較為充足的狀態，並且在重量訓練後立刻補充碳水化合物與蛋白質。

⊕═⊕ 運動範例

1RM：一個動作反覆次數能承受的最大重量

	重量訓練	卡路里	低強度有氧	卡路里
Day 1	■胸 1. 槓鈴臥推 5 組 5 下（85%1RM），組間休息 3 分鐘。 2. 槓鈴臥推 3 組做至力竭（60%1RM），組間休息 1 分鐘。 3. 器械夾胸 4 組 12 下（最後 4 下有明顯痠脹感），組間休息 1 分鐘。	200	45 分鐘跑步機斜度 15 速度調整至微喘但肌肉不會有痠脹感。	150
Day 2	■背 1. 引體向上 4 組 12 下，組間休息 2 分鐘。 2. 纜繩划船 4 組 12 下（後 4 下有痠脹感），組間休息 1 分鐘。 3. 高位下拉 4 組 12 下（後 4 下有痠脹感），組間休息 1 分鐘。 4. 啞鈴直腿硬拉 4 組 16 下（後 5 下有痠脹感），組間休息 1 分鐘。	250	45 分鐘跑步機斜度 15 速度調整至微喘但肌肉不會有痠脹感。	150
Day 3	■腿 1. 硬舉 5 組 5 下（85%1RM），組間休息 3 分鐘。 2. 坐姿腿伸直，20 下（最後 5 下有痠脹感），組間休息 1 分鐘。 3. 深蹲 4 組 20 下（50%1RM），組間休息 1 分鐘。	400	15 分鐘跑步機斜度 15 速度調整至微喘但肌肉不會有痠脹感。	50
Day 4	■胸肩膀與手臂 1. 槓鈴肩推 4 組 12 下（最後 4 下有痠脹感），組間休息 1 分鐘。 2. 二頭彎舉 5 組 5 下（85%1RM），組間休息 2 分鐘。 3. 纜繩二頭彎舉 4 組 20 下（最後 5 下有痠脹感），組間休息 1 分鐘。 4. 纜繩臂伸直、組 20 下（最後 5 下有痠脹感），組間休息 1 分鐘。	150	45 分鐘跑步機斜度 15 速度調整至微喘但肌肉不會有痠脹感。	150

無效減脂的特徵與如何調整

1. 重量訓練前運動肌群仍感到痠痛：當肌肉還是感到痠痛，就代表仍處於修復狀態，這時候再次進行訓練會對還沒復原的肌肉造成二次傷害，如果反覆多次，很可能破壞肌纖維，造成永久性的肌力損傷；同時修復中的肌肉運動能力較差，所以即便運動時長相同，消耗的熱量也會較低，事倍功半。建議遇到這種情況時，可以改做原訓練重量的 50%，並且增加反覆次數至每組 16~20 次；若痠痛的情況比較明顯，可以選擇休息一天，將原本的排程整個往後推遲一天。

此外，補充足夠的維他命 C，可參考維他命 C 的 RDA（推薦膳食攝取量，英語：Recommended Dietary Allowances，簡稱 RDA），男日 90mg，女性 75mg；喝足量的水，醫生與營養師提出每天至少喝 1.5~2 升的水；沖熱水澡；做輕度有氧增加血液循環，而如果計畫中的有氧運動的強度並不高，可以只跳過重量訓練、保留有氧運動。

2. 精神不佳與又餓又冷：這些情況如果發生在降低熱量攝取或是提高運動量之後，那有相當大的可能性，是身體

因為感受到攝取熱量大量減少，認為是食物匱乏，為了增加生存機會而讓身體進入「節能模式」，這時候「計算」出來的每日熱量消耗就失去參考價值，身體的熱量消耗會不斷地降低，去接近你的攝入熱量減去運動消耗的熱量，來維持熱量平衡。

這時候就要重頭來過！將熱量吃回減脂前的量，並且看情況適度降低運動強度或時間長度，等到情況解除，有可能只需要 2~3 天就恢復，也可能需要 1 個月之久，這也是我不建議剛開始減脂就製造過大熱量缺口的主要原因。

3. 超過兩週體重不變、甚至是增加：那就是熱量攝取過量且沒有實質的製造熱量缺口，最簡單的方式就是所有東西都少吃 10% 的份量；或者是檢視飲食中是否有「隱形熱量」，例如：脂肪過量的醬汁、沙拉中的麵包塊與花生堅果、醃製用的醬料、爆炒過的辣椒粉等都可能含有較多的脂肪。雖然這些食物可能每種只增多了 50~100 大卡的熱量，但每天的熱量缺口也只大約 300 大卡，所以很容易就被抵消，甚至超過原本攝入的熱量。

4. 遇到平台期：平台期通常也會伴隨著上述的情況一起出現，可利用上述方式來解決。另一種可能就是你的體重已經順利下降了，而維持新的體重需要的熱量剛好與你之前減重的熱量相同、達成平衡，因此體重沒有繼續下降。首先要先鼓勵自己，至少你已經走完了一個階段，可整理好心情再次進入下一個階段——利用新的體重來計算新的每日總攝入熱量，而熱量缺口也盡量保持在10~15% 的每日總攝入熱量，再一次地往下一個階段邁進。

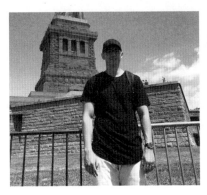

圖 1 / 減重前的我

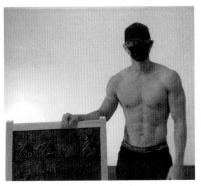

圖 2 / 減重後的我

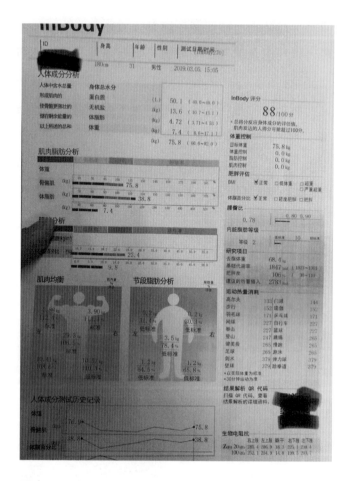

圖 3 /

此圖為 Inbody 身體質量數據圖，其中左下角有體重、身體脂肪總重量以及體脂率的歷史數據圖，方便我們依紀錄檢測運動瘦身的進度與成效！左下角是我體重及體脂率的紀錄。

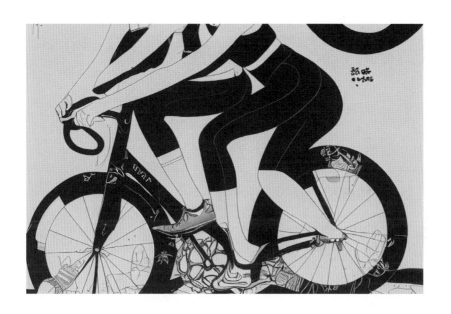

案例 2：沙也加

☀ 成果

65.3kg － 55.9kg ＝ 9.4kg，體脂肪 30.6% → 21.1%

⚇ 年齡

47 歲，減脂時長：約 9 個月

♡ 身體數值

1. BMI ＝體重 (公斤)/ 身高 2(公尺) ＝ 65.3kg/(1.58) 2 ＝ 26。

2. 腰臀比 1.03

3. 體脂率 30%

肥胖種類

肥胖種類：皮下脂肪過高型肥胖

🎯 減脂目的

讓身體回到健康的狀態，消除「肥胖的狀態」。最胖的時候不敢量體重，但應該是接近 90 公斤（有紀錄的是 88 公斤），然而意識到肥胖確實對健康造成了負面影響後，便下定決心改變飲食習慣且開始運動。靠著自己查找知識與嘗試不同的飲食方式與運動瘦到了 65 公斤左右，並且靠著年輕與大量運動維持了一兩年左右。

飲食習慣與其缺點

1. 情緒影響食慾：壓力與心情的因素導致她突然發胖了 30 多公斤，運動與飲食是無法主導或解決心理層面的問題。任何人遇到類似問題，我都會強烈建議尋求專業的醫療協助，例如：諮詢專業心理醫師，或是前往醫院、聽從醫師指示做相關的內分泌檢測並尋求協助。現代社會造成生理與心理病變的因子相當多，正視這些情況並尋求專業的協助，才能讓自己回復身心靈的健康與平衡。

2. 建構飲食習慣缺乏完整的背景知識：在健康出現問題後，她便自主性地想要去改善飲食，也自己搜尋了許多相關

資料，後來自己開始戒掉加工食品並且把主要的食品改成自然的「原型食物」，並且取得了階段性的進度。後期她獲取的知識越來越正確，也成功地瘦了 20 多公斤。但因為沒有一個全面且符合自己狀態的運動飲食計畫，讓體重一直停留在 65 公斤這個平台而減不下去。因此適時地尋求專業協助，才可避免事倍功半、多走彎路。

飲食規劃方向

1. 近一步了解各種食物的營養價值與對身體的反應：對於飲食已經具有基礎的認知，更進一步地就是去了解並記錄身體對各種食物的反應。網路上與書上的營養配比並不是適合所有人，特別是有過敏體質的人。因此可以根據身體狀態嘗試微調營養比例，以及嘗試更多種不同的自然食物，例如有些人並不知道自己對麩質過敏，當換了無麩質的食品之後，水腫消了，體重也跟著降了。因此建議有計畫地嘗試各種不同的自然食物，偶爾也能有意外的收穫。

2. 注意肌肉增長：力量較小但耐力較強，是女性肌肉的特性。若以增肌為目的，較看重的是代謝壓力而不是減重量，因此每公斤體重只需要攝取 1.2 克的蛋白質，她一

開始是 65 公斤，所以每日攝取 78 克的蛋白質共 313 大卡，接近結束的時候是 56 公斤。所以每日攝取 67 克蛋白質共 269 大卡，依據體重逐步降低攝取蛋白質的量；蛋白質消化吸收較慢，盡量均勻地分散在各餐；選擇低脂肪的肉類，例如：雞胸肉、雞小胸肉，而一般的雞腿、豬與牛肉的脂肪比例較高，在大量攝取蛋白質時也會連帶地攝取過量的脂肪，在這種情況下，也可選擇只有純蛋白質的蛋白粉作為部分蛋白質來源，避免全部的蛋白質都只能選擇不好吃的雞胸肉。

3. 足夠的碳水支撐運動：減脂期間除了每週三次的重量訓練之外，她每週都會有其它三到四天的時間進行 1~2 小時左右的運動團體課程。因此碳水至少攝取每公斤體重 4 克的碳水化合物，即 261 克共 1,045 大卡的熱量，如果當天沒運動，則每公斤體重攝取 3 克的碳水化合物，即 196 克共 784 大卡的熱量。其中在重量訓練之後，會盡快補充 50~75 克的碳水，剩餘的碳水主要分配在早餐與中餐。

4. 盡可能地降低脂肪攝取：女性比男性更需要攝入脂肪，來維持雌性激素的分泌，因此建議每公斤體重攝

取 0.5~1 克的脂肪，依據月經正常與否來判定，即為 33~65 克的脂肪與 294~588 大卡的熱量，當脂肪的攝取量降低，食物的口感會大量降低特別是肉類，因此盡可能地將脂肪與肉類一同烹飪，或是選擇脂肪含量較高的肉類增加口感。而其他像是碳水與蔬菜則盡量水煮後利用蔥、蒜、醬油、醋等低脂肪調味料調味；如果想要有甜味可以在茶水中少量的加入代糖，烹飪時則需特別選擇「高溫穩定的」代糖種類。

5. 設定每日熱量攝取量：當時的體重是 65 公斤，基礎代謝大約 1,200~1,300 大卡，而每日建議攝取約 2,000 大卡，推薦的適當熱量缺口是 10~15%（每日建議減少的攝取量即為 200~300 大卡），因此減脂期的每日攝取量是 1,700~1,800 大卡。將前三項的熱量總和加總後，會得到運動日的攝取熱量大約是 1,652~1,946 大卡，取決於脂肪的攝入量。非運動日的攝取熱量大約是 1,390~1,685 大卡，同樣由脂肪的攝入量來決定。

之所以會有這樣大的熱量差，是因為她需要為家人準備三餐，為了配合家人的胃口而做出了攝取量上的妥協。也因為她最主要的訴求並不是減脂而是健康，因此

並沒有硬性地預留熱量缺口，設定飲食規範更像是幫助
她吃得更健康的指標。

🥤 飲食範本

數值皆為近似值	卡路里 Kcal	碳水化合物（克）	脂肪（克）	蛋白質（克）
早餐				
無糖拿鐵	155	10	7	13
雞肉三明治	220	20	8	17
午餐				
外食便當	640	90	20	25
燙青菜	45	0	5	0
晚餐				
滷牛雜 100g	145	5	5	20
番茄炒雞蛋	105	10	5	5
水煮青菜	0	2	0	0
半碗糙米飯	160	40	0	5
水果一碗	80	20	1	0
平日總和	1587	197	51	85

練腿日額外加餐				
運動飲料	100	25	0	0
麵包	145	20	5	5
運動日總和	1892	257	56	90

運動規劃方向

1. 學習動作正確性：很多人開始減肥之前並沒有運動的習慣，運動能力都是從減脂之後開始培養的，因此有些動作、特別是重量訓練，就非常需要注意正確性，以免產生運動傷害。前三個月的時間主要用來熟悉各種動作與各部位肌肉的發力感，重量訓練的反覆次數維持在16~20下，最後 1/4 的次數要感覺訓練部位有痠脹感。若感受不明顯，可以稍微減低重量，並在姿勢正確的情況下放慢動作的速度。

2. 提升整體體能：重量訓練只能提升個別肌肉的力量，而配合：平衡、延展、肌肉記憶、正確的力量鏈、心肺能力、激素反應等全面的提升，才是真正的提升體能。這聽起來相當複雜，但對於一般運動愛好者來說，訓練方式並不困難，選擇運動種類只要抓住幾個特性，就能有效地提升體能。運動時參與的肌群越多越好，動作姿勢的重複性不要太高，強度是能夠讓心跳與呼吸提高並持續一段較長時間，例如：30 分鐘以上，且每週至少進行三次此種類型的運動。沒有一種運動是適合所有人的，依據判斷標準與自身能力才能找到最適合自己目標的運動。

3. 提升平衡感與協調性：運動能力較低的人，需要考慮在進行力量與體能訓練的同時，額外增加平衡感與協調性訓練。平衡感與協調性除了可以避免運動損傷之外，也能刺激更多附近的肌肉群參與運動發力，除了更穩定、更不易受傷之外，也能增強力量上的表現。

4. 進行重量訓練：重量訓練是在減脂期間維持肌肉的必要因素，她每週會進行三次重量訓練，兩次訓練全身的胸、背、腿等主要大肌群，並且兩次訓練至少間隔 2 天以上，剩下的一次隨意安插在其他天，以其他小肌群例如：肩膀、手臂與核心等為主要訓練目標，來輔助大肌群訓練，例如：臥推、深蹲等，達到重量與穩定性的增長。

⫠⊢⊣⊢ 運動範例

1RM：一個動作反覆次數能承受的最大重量

	重量訓練	卡路里	低強度有氧	卡路里
Day 1	■ **私教重量訓練：** 1. 深蹲 4 組 16 下（最後 4 下有明顯痠脹感），組間休息 1 分鐘。 2. 臥推 4 組 12 下（10 下之後接近力竭，靠教練輔助完成最後兩下），組間休息 1 分鐘。 3. 硬舉 4 組 10 下（腿部力氣剩下不多，剛好他核心力量較弱，將力量用盡），組間休息 1 分鐘	240	45 分鐘跑步機斜度 15 速度調整至微喘但肌肉不會有痠脹感。	120
Day 2	無	250	2 小時團體運動課程	400
Day3	無	400	2 小時團體運動課程	400
Day4	■ **自行重量訓練：** 1. 啞鈴肩推 4 組 12 下（最後 4 下有痠脹感），組間休息 1 分鐘。 2. 啞鈴二頭彎舉 4 組 16 下（最後 4 下有痠脹感），組間休息 1 分鐘。 3. 貓式呼吸 4 組 16 次吸吐，組間休息 20 秒。 4. 腹部複合式訓練 2 組，每組 5 分鐘，組間休息 1 分鐘。	150	45 分鐘跑步機斜度 15 速度調整至微喘但肌肉不會有痠脹感。	120
Day5	■ **私教重量訓練：** 1. 深蹲 4 組 16 下（最後 4 下有明顯痠脹感），組間休息 1 分鐘。 2. 臥推 4 組 12 下（10 下之後接近力竭，靠教練輔助完成最後兩下），組間休息 1 分鐘。 3. 硬舉 4 組 10 下（腿部力氣剩下不多，剛好他核心力量較弱，將力量用盡），組間休息 1 分鐘	250	45 分鐘跑步機斜度 15 速度調整至微喘但肌肉不會有痠脹感。	120
Day6	無		2 小時團體運動課程	400
Day7	休息		休息	

無效減脂的特徵與如何調整

無效燃脂運動：有效的燃脂運動是要長時間維持相同強度的運動，且不間斷，提高強度才有意義！反之，運動能力不突出的人群，不適合一開始就進行高強度長時間的運動。高強度的定義，是讓自己在運動一開始就喘不過氣，或是肌肉痠脹到無法繼續進行動作需要稍作休息。當此種情況發生後，接下來的時段會變成消耗熱量效率非常低的「垃圾時間」。因為這時候肌肉中的糖原可能已經大幅度地被消耗，雖然此時運動所消耗的熱量大多會來自於脂肪，可是脂肪提供能量的效率是很低的。尤其是在肌糖原不足的時候，導致無法負荷高強度的運動，必須休息等待肝糖的釋出，甚至是等待糖質新生作用來產生糖分。然而在這段時間內熱量消耗率可能比持續低強度的慢跑還低，大大降低整體的熱量消耗。所以並不是越累的運動消耗越多，當你無法維持強度的時候，總熱量消耗反而會降低。切勿操之過急，選擇適合自己的減脂運動，才能事半功倍。

重量訓練前運動肌群仍感到痠痛：當肌肉還是感到痠痛，就代表仍處於修復狀態，這時候再次進行訓練會對還沒復原的肌肉造成二次傷害，如果反覆多次很可能破壞掉肌纖維，造成永久性的肌力損傷；同時修復中的肌肉運動能力較差，所以即

便運動時長相同消耗的熱量也會較低,事倍功半。建議遇到這種情況時,可以改做原訓練重量的 50%,並且增加反覆次數至每組 16~20 次;若痠痛的情況比較明顯,可以選擇休息一天,將原本的排程整個往後推遲一天。此外,補充足夠的維他命 C,其 RDA(推薦膳食攝取量,英語:Recommended Dietary Allowances,簡稱 RDA)為男性每日 90mg,女性 75mg;喝足量的水,醫生與營養師提出每天至少喝 1.5~2 公升的水,沖熱水澡;做輕度有氧增加血液循環,而如果計畫中的有氧運動的強度並不高,可以只跳過重量訓練、保留有氧。

　　精神不佳與又餓又冷:這些情況如果發生在降低熱量攝取或是提高運動量之後,那有相當大的可能是因為身體感受到熱量攝取不足,而判定食物來源匱乏,讓身體進入「節能模式」。這時候依據公式「計算」出來的每日熱量消耗,就失去參考價值,身體的熱量消耗會不斷地降低去接近你的攝入熱量減去運動消耗的熱量,以維持熱量平衡。這時候就要重頭來過!將熱量吃回減脂前的量,並且看情況適度降低運動強度或時長。等到情況解除,有可能只需要 2~3 天就恢復,也可能需要 1 個月之久,這也是我不建議剛開始減脂就製造過大熱量缺口的主要原因。當情況解除後會建議重新調整熱量缺口,絕對要比先前

的熱量缺口小，最好是從每日建議攝取量的 10~15% 開始嘗試。建議新手設定每日熱量缺口時不要超過 300 大卡，避免不斷陷入減脂的僵局而必須重新開始。

　　超過兩週體重不變、甚至是增加：那就是熱量攝取過量，並且沒有實質地製造熱量缺口，最簡單的方式就是所有的東西都少吃 10% 的份量；或者是檢視飲食中是否有「隱形熱量」，例如：脂肪過量的醬汁、沙拉中的麵包塊與花生堅果、醃製用的醬料、爆炒過的辣椒粉等都可能含有較多的脂肪。雖然這些食物可能每種也就多了 50~100 大卡的熱量而已，但每天的熱量缺口也只大約 300 大卡，所以很容易就被抵消，甚至超過原本攝入的熱量。

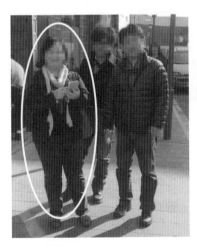

圖 1 / 減重前的沙也加

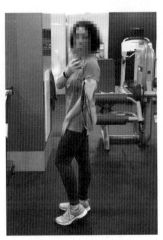

圖 2 / 減重後的沙也加

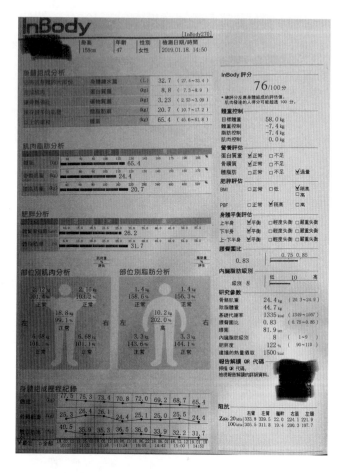

圖 3 /

這是沙也加自己嘗試改變飲食後的變化，最後卡在體脂率 30 ％處

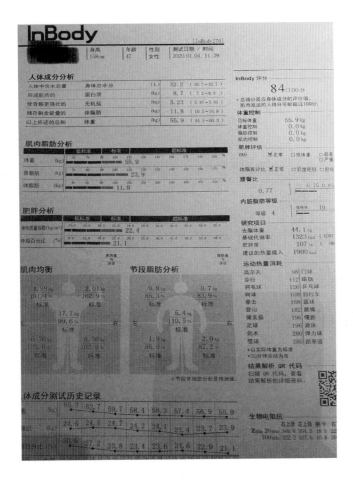

圖 4 /

我從體脂率 30 ％開始幫助沙也加瘦到體脂率 20 ％
（左下角是沙也加體重及體脂的紀錄）

案例 3：胖叔

☼ 成果

80.8kg － 71.5kg ＝ 9.3kg，體脂肪 26% → 16%

年齡

27 歲，減脂時長：4 個月

身體數值

1. BMI ＝體重 (公斤)/ 身高 2(公尺) ＝ 80.8kg/(1.72) 2 ＝ 27，屬於過重 24 ≦ BMI27。
2. 腰臀比 1.01
3. 體脂率 26%

肥胖種類

肥胖種類：內臟脂肪過高型肥胖

減脂目的

減脂目的：在 3 個月內盡可能地減去脂肪並鍛鍊肌肉。

飲食習慣與其缺點

1. 喜歡做菜：這是優點，也是缺點。缺點是傳統的家常菜脂肪過高、碳水稍高而蛋白質非常低，膳食纖維也普遍不足。家常菜或者說華人的飲食習慣，在食物充足的情況下確實容易造成肥胖，加上大眾普遍沒有運動習慣，導致高血糖症狀發生機率大大提升。而喜歡做菜的優點是可以不依賴外賣，當認知到哪些食物與配比是健康且能幫助瘦身，便可以自行烹飪與修改自己喜歡的口味。減脂若能自己準備食物而不依靠外賣，能省去非常多的麻煩。

2. 食量大：食量較大，一直都是肥胖人群的通病。

3. 有應酬需求：應酬時多數需要喝酒，酒精的熱量不比甜飲來得低，高濃度酒的熱量甚至更高，同時影響身體的復原進度，不論是對於減脂或增肌，都有一定的負面影響。

4. 吃宵夜：宵夜通常是沒有在計畫之內的一餐，會有吃宵夜的需求，通常是在一整天當中沒有攝取足夠的營養而累積飢餓感、因此產生的報復性行為，而且大眾對於宵

夜的既定印象通常都是高油脂、重口味與高熱量，很容易在消化吸收、解除飢餓感之前就攝取了過高的熱量。

1. 盡可能保留肌肉：有大重量訓練，因此每公斤體重攝取 1.7 克以上的蛋白質，他一開始是 80.8 公斤，所以每日攝取 137 克的蛋白質共 548 大卡，接近結束的末期是 71.5 公斤，所以每日攝取 121 克蛋白質共 484 大卡，依據體重逐步降低攝取蛋白質的量；蛋白質消化吸收較慢，盡量均勻地分散在各餐；選擇低脂肪的肉類，例如：雞胸肉、雞小胸肉，而一般的雞腿、豬與牛肉的脂肪比例較高，在大量攝取蛋白質時也會連帶地攝取過量的脂肪，在這種情況下也可選擇幾乎只有純蛋白質的蛋白粉作為部分蛋白質來源，避免全部的蛋白質都只能選擇不好吃的雞胸肉。

2. 運動日補充足夠碳水：運動後快速補充碳水化合物，能夠有效地將吃進的碳水化合物以肌糖原的形式儲存在肌肉內，供下一次運動使用。而平日沒有運動時，則適度降低碳水化合物的攝取，避免不必要的脂肪合成。他每週進行兩天訓練，這兩天都會補充每公斤體重 4 克的碳

水化合物，即 323 克共 1292 大卡的熱量，其餘的天數裡攝取每公斤體重 3 克的碳水化合物，即 242 克共 970 大卡的熱量；在每次運動完之後會補充 140 克的碳水，運動後的碳水化合物可以選擇高 GI 的食品，例如：白飯、麵甚至是可樂，剩餘的碳水主要分配在三餐中，且盡可能地分配在白天。

3. 限制脂肪的攝取：盡量限制每公斤體重攝取 0.75 克的脂肪，以他的體重計算即 60 克的脂肪與 545 大卡的熱量，利用噴嘴調控烹飪時的油，控制用量並確保脂肪的攝入量，同時選擇低脂肪的調味料如：醬油、醋、鹽、蔥、蒜、薑、辣椒等，減少攝入隱形熱量。

4. 設定每日熱量攝取量：減脂初期蛋白質總熱量約為 584 大卡；碳水化合物運動日是 1,292 大卡，平日是 970 大卡；脂肪為 545 大卡。運動日的總熱量攝入為 2,421 大卡（每週運動兩天），平日為 2,099 大卡，平均每日攝入熱量為 2,191 大卡。與他當時習慣每天攝入約 2,600 大卡相差約 400 大卡，熱量缺口大約為原本的 15%，在 10~15% 的合理範圍內。這種依據每公斤體重設定營養素攝取量的方式相當方便，可依據體重直接計算，更省

事也更客觀。

5. 飲酒時的注意事項：飲酒會造成發炎，阻礙訓練後的肌肉修復，因此飲酒的前後一天要避免進行訓練，並將每週飲酒次數降低至一次以下，同時將碳水化合物與膳食纖維集中在飲酒前攝取，可以降低酒醉的情況，也會因為飽腹感而減少酒精總量的攝入。

6. 飢餓時的解決方案：不只是要解決「胃部沒有東西消化」的飢餓感，還要滿足「嘴饞」的進食慾望，這必須要注意兩個不同的進食特點。第一點：讓胃部有東西可以消耗，不讓胃部沒有食物可以消化，避免胃部過於空閒而產生飢餓感；第二點：嘴饞大多是由「低血糖」引起的，要避免血糖的波動，最重要的就是避免「胰島素過量分泌」。困難的是，普遍肥胖者胰島素的分泌量都較為旺盛。以上問題可以從飲食模式、時段與食物種類來改善，由於他早出晚歸，不容易執行 168 斷食，所以採用少量多餐的飲食模式，由於食物少、消化後的血糖也不多，所以胰島素的總量自然較低，也慢慢地減低胰島素的習慣分泌量；碳水化合物的攝取時段設定在白天有消耗能量的時段與運動後，都可以避免因活動消耗而

導致的低血糖狀態；食物總類選擇低 GI 的碳水化合物，或是配著蔬菜、肉等一同食用，都能有效減緩胰島素的分泌速度，降低血糖的波動起伏。

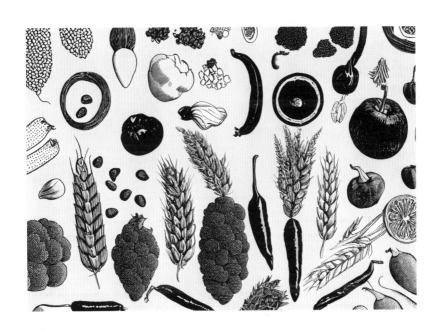

🥛 飲食範本

數值皆為近似值	卡路里 Kcal	碳水化合物（克）	脂肪（克）	蛋白質（克）
早餐				
牛奶 200ml	127	11	7	5
全麥麵包 100g	245	35	5	15
香蕉 50g	40	10	0	0
午餐				
馬鈴薯燉牛肉	640	75	20	40
蔬菜盤	65	5	5	0
香蕉 50g	40	10	0	0
南瓜 300g	56	14	0	0
點心				
蛋白粉	165	5	5	25
晚餐				
糙米半碗	329	70	1	10
水煮雞腿肉去皮 150g	313	0	17	40
蔬菜盤	65	5	5	0
平日總和	**2085**	**240**	**65**	**135**

運動後加餐				
中餐加飯	180	40	0	5
運動飲料	140	35	0	0
重訓日總和	**2425**	**320**	**65**	**140**

運動規劃方向

1. 力量訓練以大肌群為主：每週只有兩次鍛鍊，若想要兼顧力量成長，就無法將肌群過度細分，只能粗略地劃分成：胸、背、腿三大肌群來訓練。而大肌群能舉起的重量都較大，運動強度也隨之增加，但減脂時期糖原有限不容易形成代謝壓力，且為了保持運動狀態到訓練結束，主要著重在給予肌肉機械張力的刺激上，重量以5個反覆次數至力竭為主要訓練重量，並拉長休息時間，讓身體有時間轉換能量供大重量訓練使用。

2. 增加低強度有氧：上班族的時間較為固定，我會要求他每週至少做4天半小時的低強度有氧，可以是在上班前或是午餐前，到公司附近健身房的跑步機做半小時的斜坡快走，強度要保持微喘，可以斷斷續續說話但無法唱歌的程度。低強度有氧雖然總消耗值不高，但大部分消耗的熱量來自於脂肪，所以雖然不會太累、運動時間也不長，但積少成多，累積起來的效果也是相當可觀的。

3. 重量訓練與有氧訓練不要排在同一天：限制飲食讓身體面臨第一波的熱量赤字，若將重量訓練與有氧放置在同一天，將可能造成過大的熱量缺口，讓身體出現應急反

應而增加食慾、飢餓感增加進食壓力，造成熱量攝取過多。

⫘ 運動範例

1RM：一個動作反覆次數能承受的最大重量

	重量訓練	卡路里	低強度有氧	卡路里
Day 1	休息		休息	
Day 2	無		30 分鐘跑步機斜度 15 速度調整至微喘但肌肉不會有痠脹感。	100
Day3	無		30 分鐘跑步機斜度 15 速度調整至微喘但肌肉不會有痠脹感。	100
Day 4	■ 私教重量訓練： 1. 深蹲 5 組 5 下（重量選擇 85%1RM），組間休息 3 分鐘。 2. 臥推 5 組 5 下（重量選擇 85%1RM），組間休息 3 分鐘 3. 硬舉 4 組 16 下（將腿部力量用盡），組間休息 1 分鐘。	350		
Day5	無		30 分鐘跑步機斜度 15 速度調整至微喘但肌肉不會有痠脹感。	100
Day6	無		30 分鐘跑步機斜度 15 速度調整至微喘但肌肉不會有痠脹感。	100
Day7	■ 私教重量訓練： 1. 深蹲 5 組 5 下（重量選擇 85%1RM），組間休息 3 分鐘。 2. 臥推 5 組 5 下（重量選擇 85%1RM），組間休息 3 分鐘。 3. 硬舉 4 組 16 下（將腿部力量用盡），組間休息 1 分鐘。	350		

1. 體重快速下降或不下降了：體重較重的人，減脂初期每週瘦超過一公斤，都屬於正常範圍，但隨著脂肪越來越少，每週能減去 0.5 公斤、每月能減去 1~2 公斤的脂肪，就算是非常良好。除非一天能持續快運動 4 小時以上，否則體重快速下降時，多數的結果是水分與肌肉的流失，同時伴隨著熱量攝取不足、讓身體非常容易在短時間內進入「節能狀態」，導致基礎代謝大大下降，快速地進入「減脂平台期」。

2. 精神不佳與又餓又冷：這些情況如果發生在降低熱量攝取或是提高運動量之後，那有相當大的可能是由於身體感受到過大的熱量缺口、而讓身體進入「節能模式」。這時候「計算」出來的每日熱量消耗就失去參考價值，身體的熱量消耗會不斷地降低，去接近你的攝入熱量減去運動消耗的熱量，來維持熱量平衡。這時候就要重頭來過！將熱量吃回減脂前的量，並且看情況適度降低運動強度或時長，等到情況解除，有可能只需要 2~3 天就恢復，也可能需要 1 個月之久，這也是我不建議剛開始減脂就製造過大熱量缺口的主要原因。

3. 超過兩週體重不變、甚至是增加：那就是熱量攝取過量並且沒有實質的製造熱量缺口，最簡單的方式就是所有的東西都少吃 10% 的份量；或者是檢視飲食中是否有「隱形熱量」，例如：脂肪過量的醬汁、沙拉中的麵包塊與花生堅果、醃製用的醬料、爆炒過的辣椒粉等都可能含有較多的脂肪。雖然這些可能每種只多了 50~100 大卡的熱量，但每天的熱量缺口也僅約 300 大卡，所以很容易就被抵消，甚至超過原本攝入的熱量。

4. 遇到平台期：造成的原因有很多，可以參考「55. 為什麼會有平台期？」。另一種是你的體重已經順利下降了，卻仍舊維持相同的熱量攝取，而沒有適量地再次減低攝取熱量，導致體重沒有變少。首先你應該先鼓勵自己，自己已經走完了一個階段，可整理好心情，利用新的體重來計算新的每日總攝入熱量，而熱量缺口也盡量保持在 10~15% 的每日總攝入熱量，再一次地往下一個階段邁進。

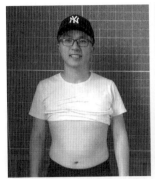
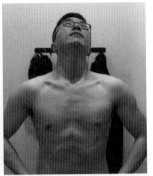

圖 1 / 減重前的胖叔　　圖 2 / 減重後的胖叔

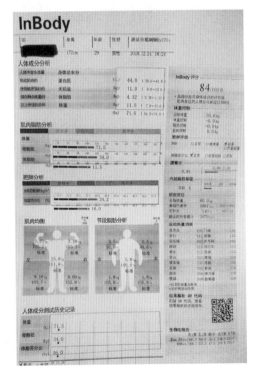

圖 3 / 瘦身完成後胖叔的體重是 71 公斤、體脂 16 ％

案例分享

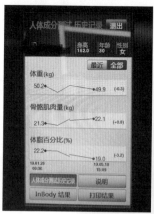

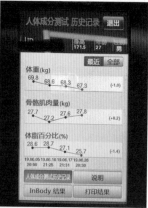

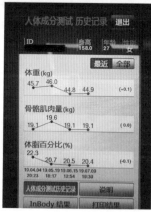

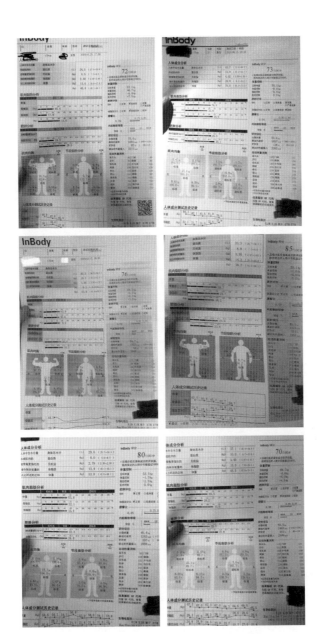

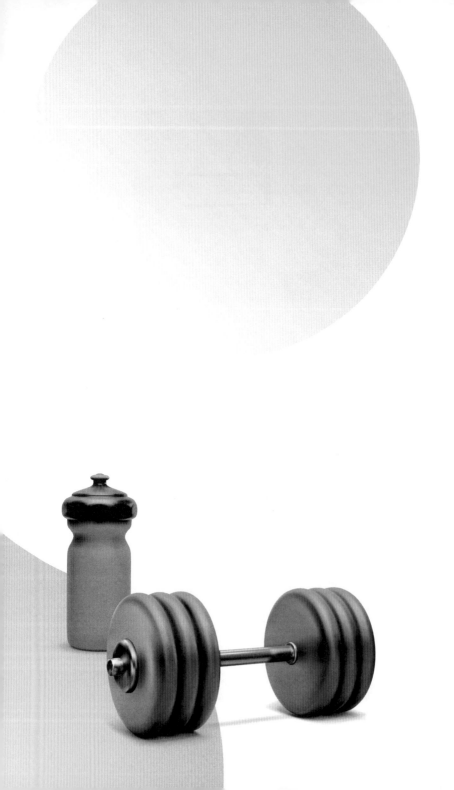

21 世紀
100 個減重難題

開始減脂前
你就該知道的必要知識

1.1980 年減肥與 2020 年減肥有何差別？

現代人減肥的難度，比 1980 年的人們要高出許多。1980 是一個奇異點，從那一年開始，每年糖尿病患罹病比率持續增加，至 2020 年已經成長約 20 倍。許多學者發現糖尿病患病率的增長，與食用糖產量增長在時間與趨勢上都高度符合，也間接反映，現在人確實有過量攝取碳水化合物的趨勢。我們除了面臨食品中添加了更多的食用糖，同時還要面對更多誘人的口味，更便利的購買渠道，以及更精緻的烹調方式，這些都會讓我們不知不覺中吃下過多的食品。

其實減脂本身並不困難，困難的是大環境的誘惑太多，所以在減肥的路上遇到挫折是非常正常的事情。現在的我們想要擁有健康好身材，是需要更堅定的決心與勇氣，克服過程中多到不行的小誘惑，捨棄一部分的享受並且做出改變，就能逆流

而上獲得健康與自信！

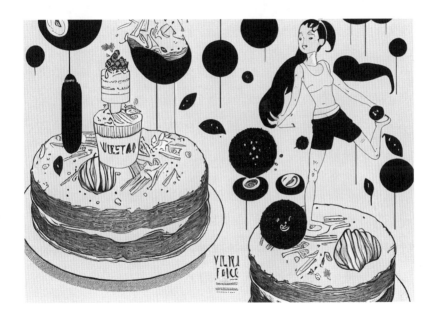

Reference

IDF Diabetes Atlas, 2022 International Diabetes Federation, https://diabetesatlas.org

2. 人為什麼會發胖？

當攝取的熱量比消耗的多，人就會變胖，而且三大宏量營養素：蛋白質、碳水化合物、脂肪都有各自的攝取配額，雖然身體有一定能力可將蛋白質與脂肪轉換成碳水化合物，但卻沒有辦法將單純的碳水化合物轉化為蛋白質與特定的脂肪，來維持身體的生長修復與代謝能力。

身體能夠將一定量的三大宏量營養素轉換成熱量供身體使用，但在食物沒有缺乏的情況下，蛋白質並不會被拿來當作「能量」，主要被當成生長與修復細胞的材料，只有碳水化合物與脂肪提供的熱量才是主要的「熱量來源」。

我遇到的會員，他們做熱量控制卻仍舊增胖的原因，是因為大部分外食的營養配給中，脂肪的比例過高，而蛋白質過低，所以即便你沒有吃超過每日的建議攝取熱量，還是超額地攝入過多的「熱量」，導致脂肪逐漸累積。

Reference

運動營養諮詢師 基礎篇（上），3HFit Sport Nutrition Consultant.

3. 你常忽略的減脂障礙有哪些？

現在人需要面對的是各種精心製作，色、香、味俱全的食品，食品的價格與取得的難度都大幅下降，加上品嚐美食與小酌除了是常見的社交方式，也是放鬆心情、紓解壓力的一種生活方式，大幅度地增加攝入過多熱量的機會。此外，發達的交通減少了非結構式的運動機會，久坐的辦公模式也讓身體的熱量消耗大大減低。

粗糧或是簡單烹飪的食品越來越少，導致更容易感到飢餓。近期許多研究整合出了一項新的觀念「腦腸軸」，顯示我們的飲食習慣與腸內的益生菌有密切的關連，缺乏膳食纖維、快速改變飲食以及不健康節食，容易產生大量的飢餓感導致報復性飲食，這些飢餓感可能是受到腸道菌群的刺激。

想要減肥並不是計算運動與飲食的熱量這麼簡單，真正需要面對的是：外界的誘惑、情緒的管控、如何改善生活方式，以及妥善管理腸道菌群等問題。

📖 Reference

Wang, Y; Kasper, LH. The role of microbiome in central nervous system disorders. Brain Behav Immun. May 2014

Dinan, T.G; Cryan, 2015. The impact of gut microbiota on brain and behavior: implications for psychiatry. Curr Opin Clin Nutr Metab Care. 2015

4 . 如何養成易瘦體質？

善於使用熱量只是身體健康的一項特質，易瘦體質其實就是身體健康的其中一項表徵。而想要獲得易瘦體質，唯一的方式就是讓身體維持在健康甚至強健的狀態。

任何能讓你更健康的行為，都能讓你更接近易瘦體質，不只是運動而已！像是早睡早起、準時吃飯、選擇營養的食品、保持良好的心情等等，其重要性都與充足的運動不相上下！

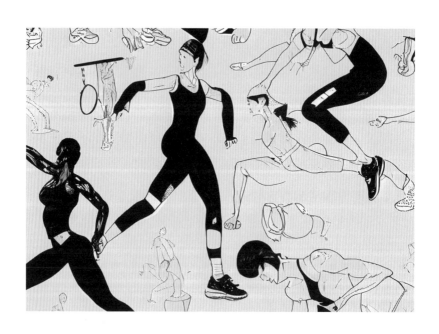

5. 睡眠不足對於減重影響有多大？

欠缺充足的睡眠，影響層面非常廣泛，而公認一般正常人，每日最少要有 8 小時的高質量睡眠才是充足的，且盡量固定睡眠時間。

睡眠不足或睡眠時段不穩定，會直接降低：體溫、總氧氣消耗、細胞生長、細胞修復、運動表現等熱量消耗，主要是由於睡眠不足，容易引發甲狀腺分泌失調以及生長激素分泌降低。

甲狀腺機能減退是許多成年人發胖的原因，這種情況會明顯地減低身體的代謝能力，變成非常容易堆積脂肪，且需要求助專業醫療才能獲得改善。生長激素分泌減低，會減緩細胞生長與修復的速度，間接地減少生長與修復時細胞合成所需要的能量，同樣會減低代謝能力，此外還會導致皮質醇恢復程度下降，大量的皮質醇堆積會讓你精神不佳且阻止肌肉的合成。

📖 Reference

Eric J. Brunner, Tarani Chandola, Michael G. Marmot, Prospective Effect of Job Strain on General and Central Obesity in the Whitehall II Study , American Journal of Epidemiology, Volume 165, Issue 7, 1 April 2007

6. 飲水不足對於減重影響有多大？

1. 皮膚乾燥：皮膚乾燥失去彈性是身體缺水的徵兆之一，除了使用保養品來「保濕」之外，由內而外的「補充水分」更為重要！

2. 身體錯將「渴」誤解為「飢餓」：身體對於「缺水」與「飢餓」會產生類似的感覺，有時候你吃了食物卻還是解除不了飢餓感，有可能就是因為其實缺乏的是水分；所以當你正常飲食卻感到飢餓時，不妨先喝杯水，等待 5~10 分鐘看看飢餓感是不是就消除了。

3. 關節痠痛與組織發炎：關節需要關節潤滑液，才能減緩磨損，缺水容易導致關節液分泌不足而產生關節磨損。代謝產物與發炎出現的廢物需要靠血液帶走，缺水會降低血液的攜帶能力，可能會讓發炎的情況持續更久。

4. 代謝變慢：身體需要血液循環與淋巴循環來輸送養分與代謝廢物，而兩者都需要有足夠的液體才能發會功效，不攝取足夠的水分，會對代謝產生負面影響。

5. 水腫：水喝得不夠，身體便會減少排尿量，體內的廢物與電解質就難以排出，為了維持體液濃度，身體便會儲存較多的水分來達成平衡，這種情況往往會導致水腫。

6. 便祕：腸道缺水也可能造成腸胃蠕動不順，排泄物長時間堆積在腸道內會腐爛，產生毒素被身體吸收，同樣會對身體產生不良影響。

7. 反應、思考、學習與記憶力下降：大腦需要大量的氧氣與能量，而這些氧氣是由血液運輸的，如果缺水，血液流速減緩無法正常輸送足夠的養分，大腦則可能無法正常運作，長期還可能產生永久性損害。

2005~2010 年美國國家健康和營養調查（NHANES）數據顯示，成年男性平均每日攝水的適宜量為 3.7 公升，成年女性則為 2.7 公升，也有醫生與營養師提出每天至少喝 1.5~2 公升的水，幼年與青年攝水量會較少，攝水量會受體重、健康狀況、環境條件和身體活動等因素影響。

🔲 Reference

運動營養諮詢師 基礎篇（下），3HFit Sport Nutrition Consultant.

7. 一個月瘦多少才是合理的？

對於每個月能瘦多少，不同機構都有不同的參考標準，例如：ACE（American Council on Exercise）對其認證的私人教練給予每個月瘦 2 公斤的建議，而衛生福利部國民健康署在其體重管理、飲食、運動問答集中有提到：每個月 2~4 公斤。

這些數字雖然都遠低於在社交媒體上常見的「一個月瘦 10公斤」或是「一週瘦 2 公斤」，但卻是相對能確保健康瘦身的目標。依據我累積的經驗，對於每週運動時數不超過 6 小時的人，每個月減 2 公斤會是一個相當合適的目標，不致於有過大的壓力，比較容易達成獲得成就感。此目標更容易持續，進可攻退可守，較容易達成最終的減脂目標。

但如果是比較專業的運動人員，每天訓練時數超過 2 小時、甚至是 4 小時以上，那一個月 10~20 公斤都會是合理範圍。

Reference

Personal Trainer Manual Fifth Edition, American council on exercise.

8. 快速減重是神話嗎？

如果只是專注在減少體重，那有非常多種達成一週減少 2~4 公斤的方式，除了脫水、排除宿便之外，最常見、也是效果最為顯著的方式，便是減少體內糖原儲存量。

身體儲存碳水化合物的方式，是將碳水化合物轉化成糖原的形式，而每克的糖原會攜帶 3~4 克的水一起儲存。一般正常人身體含有大約近 500 克的糖原，因此當你不吃碳水化合物或是正在進行生酮飲食，體內的糖原會快速減少，當身體的糖原耗盡，與糖原一同儲存的水分也會流失掉，其重量是 3~4 倍糖原的重量，大約是 1~2 公斤，這就是很多人在減肥第一、二個禮拜快速減去數公斤的原因。

☐ Reference

運動營養諮詢師 基礎篇（上）, 3HFit Sport Nutrition Consultant.

9. 減脂需要花費多少時間與精力？

　　減脂並不是簡簡單單的控制熱量或是跟著食譜吃，你需要的是改變飲食習慣，學習避免情緒干擾進食的能力，以及改變生活模式。而這些除了需要自身的努力之外，也需要周圍的朋友、一起生活的家人的支持與配合，需要全身心地去投入，與家人朋友們做大量的溝通。這些工作你做得越多越完整，減脂時所遇到的困難就越少，也就越不需要以意志力去克服那些重複遇到的飢餓感、與心情低落等難題。

　　這也是為什麼大家都說身體是最誠實的夥伴，不論付出了多少，它都會如實地回報給你，所以你投入的時間與精力越多，自然就會有越多的回報。相對地如果一味追求簡單與快速，往往會適得其反，不僅沒有達成目標，還可能因為不當的對待身體而損害了健康。

10. 哪些是健康瘦身不該出現的情況？

1. 體重下降過快：每週脂肪下降大於 1 公斤或是體重減輕大於 2 公斤，並且持續超過一個月。脂肪是維持生命的保障，因此身體是更傾向合成脂肪而不是分解脂肪，過快的瘦身會累積額外的熱量攝取壓力，來刺激進食恢復脂肪存量，加上現代社會取得食物非常方便，導致快速減脂成功之後容易出現報復性飲食，體重反彈變得比瘦身之前更胖。因此建議每週減去約 0.5 公斤的脂肪、或是每月減少 2 公斤的脂肪，是較為安全健康的減脂標準。

2. 出現平台期：節食減肥，或是吃代餐相對容易遇到平台期。身體代謝脂肪是需要各種營養素，包括葡萄糖、多種維生素甚至是脂肪類（Omega-3 等），而節食與吃代餐除了減少你的熱量攝取之外，也有很大的機會減低「燃脂」所需的營養素，導致平台期的出現。想要順利且一勞永逸的減脂要從改變飲食習慣開始，慢慢地減少精緻食品與加工食品的攝取比例，增加原型食物攝取的比例與種類，讓身體又瘦又健康。

3. 感覺疲憊，變得怕冷：當攝取的熱量過低一段時間後，身體會判定現在正處於食物缺乏的狀態，為了增加生存的機率，會關閉或減少一些非必要的熱量消耗，像是降低體溫、減少能量供應，女性會出現停經等現象。當這種現象出現不但瘦不下來，還很容易對身體健康造成一些不必要的傷害。

🔟 Reference

Personal Trainer Manual Fifth Edition, American council on exercise.
運動營養諮詢師 實踐篇 , 3HFit Sport Nutrition Consultant.

11. 熱量攝取不足對減重有什麼影響？

女性在熱量或營養素攝取不足時會出現：脫髮、停經、皮膚粗糙等症狀，這些是比較短期與表象的症狀，而長期會連帶產生骨質密度減低。這是典型的女性運動員三聯症，身體認為現在的生活環境不適合生育，所以停止月經，連帶導致身體的雌性激素水平變低，除了脫髮與皮膚狀態變差之外，雌性激素水平減少後，骨質變得容易流失，增加骨質疏鬆發生的機率。不管從任何角度來說，都會對女性身體造成不小的負面影響。

解決的方法，就是攝取足夠的營養與微量元素，其中除了要確保熱量超過基礎代謝量，每公克體重需要攝取 0.5~1 克的脂肪，非運動或少運動族群也需要攝取每公斤體重 0.8~1 克的蛋白質。舉例來說：一個 50 公斤的正常女性，每日需要攝取 25~50 克的脂肪以及 40~50 克的蛋白質。

男性對於熱量攝取過少，出現的症狀比較單純，例如：精神變差、身體機能與力量大幅降低等，但長期熱量過低，還是有機會出現甲狀腺機能減退等代謝疾病。而解決方式與女性相同，需要攝取足夠的營養與微量元素，並且每公克體重需要攝取 0.5~1 克的脂肪，非運動或少運動族群也需要攝取每公斤體

重 0.8~1 克的蛋白質。

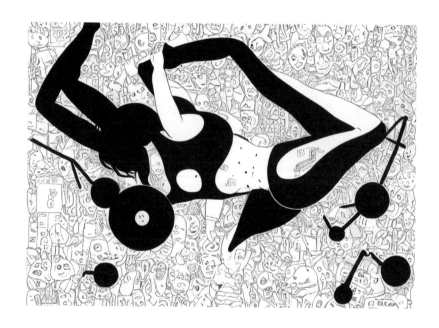

(📖 Reference)

Personal Trainer Manual Fifth Edition, American council on exercise.
運動營養諮詢師 基礎篇（上）, 3HFit Sport Nutrition Consultant.

12. 哪些是無效瘦身的特徵？

1. 瘦身的理由不夠充分：聽起來很奇怪，但絕大多數沒有成功瘦下的人，都是因為不夠渴望成功瘦身。

　　舉個例子：當你很餓的時候不小心溺水了，你會先想等等該吃什麼、還是先掙扎地想要呼吸換氣？我想一般人應該會更渴望呼吸而不是想到食物。再想想，當你不餓但嘴饞的時候，你是選擇吃還是不吃？當你應該要去運動、室外卻在下雨的時候，你是選擇去還是不去？當你運動的時候開始感到喘、或是肌肉有點累的時候，你會選擇再堅持一下還是休息？大家都知道哪些選擇能夠幫助自己達成目標，卻只有足夠充分的瘦身理由才能支撐我們不斷地做出正確的決定。

　　減脂的時候會遇到非常多的選擇，每個選擇帶來的差異可能微乎其微，但累積下來卻是決定能不能達成減脂目標的關鍵。一個完整且強烈的減脂理由才能支撐瘦身時的陣痛，讓我們在過程中堅持做對的、正確的選擇，一步一腳印地完成減肥的目標。

2. 運動比不運動吃更多的甜食或飲料：一般人運動一個小時大約消耗 150~300 大卡，高強度的室內單車大約是 300~400 大卡，而一杯半糖的珍珠奶茶熱量可以達到 500 大卡以上，相抵銷後還多了 200 大卡會變成脂肪。運動後一起吃飯，是許多人越運動越胖的原因之一。

3. 不做熱量控制：增肌 3 分靠練，7 分靠吃。一般人運動時間有限，因此運動能消耗的脂肪比例會更少。如何在減少熱量攝取與滿足身體之間取得平衡，才是決定減脂成功的重要關鍵！

4. 把期望寄託在特殊的食譜或偏方上：的確改變進食的順序與食品的種類是可能減少脂肪的形成，但效果只能說是錦上添花，最主要的減脂關鍵還是總熱量的控制。

　　不管是哪種飲食法或是食物，只要是食物就含有熱量，過多的熱量一樣會被轉化成脂肪，過少的熱量長期有可能會出現四肢冰冷、精神不濟、減脂平台期、甚至是停經、基礎代謝降低或甲狀腺功能減退等，都不能長期有效地健康瘦身，無一例外。自然食品或是不用處方箋也能購買的藥品，都沒有可以大幅度提高身體熱量消

耗、或是減少熱量吸收幫助瘦身的能力。

我們不妨反過來想想，如果真的有什麼無副作用的瘦身特效藥，這個配方應該比可口可樂的配方更加值錢，而且應該非常普及，畢竟肥胖是 21 世紀最普遍的疾病。

⊡ Reference

運動營養諮詢師 基礎篇（上），3HFit Sport Nutrition Consultant.

13. 怎麼樣才算不復胖？

　　能維持身材與體重至少 1 年以上的時間，才能算是不復胖。很多人是意志力與執行力特別強，短時間內靠節食或代餐以及大量運動快速瘦身，卻忽略累積在身體裡的進食壓力，飢餓感是確保人類能活下去的生存能力，再且人會發胖也是因為誘惑太多、食物太好吃，或是聚餐太多無法控制飲食。強大的意志力可能可以堅持一個月甚至是半年，但很少有人靠意志力抵抗飢餓感一整年。

　　想要不復胖不能單靠意志力，更要從健康概念、飲食習慣、社交生活圈上著手，完整地改善生活方式與社交圈，才能遠離發胖因子，真正地做到不復胖。

14. 局部減脂可不可行？

　　科學實驗已經證實：局部減脂是不可能的，脂肪的消耗是全身性的。不過以我個人的經驗：長時間低強度的有氧，例如每週五次在跑步機上進行斜坡快走 30 分鐘，皮下脂肪減少得比內臟脂肪多；而飲食控制，尤其是注意避免胰島素過量分泌，例如不吃高 GI 的精緻食品，或是先吃菜、再吃肉、再吃飯等，則內臟脂肪減少得比皮下脂肪快。

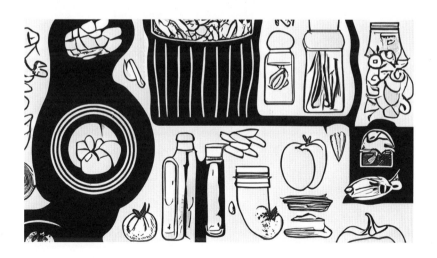

🔟 Reference

Effect of combined resistance and endurance exercise training on regional fat loss, J Sports Med Phys Fitness, 2017 Jun.

15. 你真的需要減肥嗎？

　　不得不說，現在網路媒體發達，導致不管高矮胖瘦，普遍都有身材焦慮。網紅明星的身材確實是令人羨慕，但卻不代表每個人都能變成那種身材，所以不應該用體重或體脂來衡量自己或別人的身材。對於一般大眾，我們更應該以健康為衡量自己身材的標準，例如：體態姿勢、心肺能力或是運動表現等，在這些指標上追求進步與突破，而良好的身材只是健康的附屬品。

16. 節食有多可怕？

節食有三個最大的缺點：

1. 一開始很有效，但效果最後會不知不覺地完全消失，並且不管如何減少熱量的攝取，都無法維持效果。

2. 節食所達成的體重與身材只是暫時性的，一旦恢復飲食就會復胖。

3. 長期節食可能會導致疾病的產生，例如皮膚粗糙、掉髮，嚴重一點女性會出現停經、雌性激素水平下降與骨質疏鬆。另外像是甲狀腺機能減退等代謝問題也與節食或營養不均衡有關，除了不易察覺之外，一旦出現這些問題，需要專業的醫療人員來治療，無法藉由停止節食或休養來康復。

⊡ Reference

運動營養諮詢師 應用篇 , 3HFit Sport Nutrition Consultant.

17. 減重與減脂的區別？

　　減重並沒有實質上的意義，也沒有太多有用的參考價值。舉例來說，一位健美的運動員，每天要吃 3~5 公斤的食物以及大量的水分，早晨空腹的體重與飯後的體重會有 2~4 公斤以上的差距。此外，肌肉與肝臟中每 1 克糖原都會攜帶 3~4 克的水分，當你進行低碳或是生酮飲食的初期，會快速減去 1~2 公斤的體重，是因為體內的糖原快速消耗，水分也隨之流失所造成的。而體脂肪的減少，才是評斷減肥成果的主要依據。

18. 已經吃很少了，為什麼還是不會瘦？

　　首先要先確認，你是實際上吃得少、還是心理上覺得吃得少。在與許多會員討論他們日常飲食之後，發現不少一般人會忽略的「隱藏熱量」，例如沾醬、爆炒過的香料粉末或是醃漬雞胸肉用的調味粉，這些都含有不少的糖分與脂肪，不去注意也確實很容易被忽略。另外就是長期節食導致身體處於「節能模式」，會不斷地減少身體的熱量消耗去「迎合」節食的低熱量攝入，所以即便是吃得很少也不會變瘦。

　　在這裡我想要再提供一個觀念，身體除了需要碳水化合物、蛋白質、脂肪以及眾多微量元素之外，還需要一種被忽略許久的營養素「膳食纖維」；膳食纖維雖然無法為身體提供能量，卻能供養腸道中的益生菌生長，以及提供腸胃內的支撐感，減少因沒有東西消耗而產生的飢餓感。所以額外增加多種類的蔬菜（根莖類、水果除外），且以低脂低糖的方式烹調，對減脂是有益無害的。

🔲 Reference

運動營養諮詢師 實踐篇 , 3HFit Sport Nutrition Consultant.
運動營養諮詢師 應用篇 , 3HFit Sport Nutrition Consultant.

19. 減肥真的需要運動加控制飲食嗎？

通常男性體脂率降至 18%、女性體脂率降至 25%，控制飲食便能達成，不需要大量運動。運動消耗脂肪的能力，並不如控制飲食來得明顯，舉例來說：消耗 1 公斤的脂肪需要 7,700 大卡，每週進行 3 次高強度運動，每次 1 小時，每小時消耗 300 大卡，那每個月靠運動可消耗 3,600 大卡，大約是 0.5 公斤。

相較之下，每天少吃半碗白飯，或是每天都少喝半杯飲料或甜點，就可以減少 200 大卡的攝取，一個月就會有少掉 6,000 大卡的攝入，接近 1 公斤脂肪的量。

但是當體脂肪下降至一定程度，沒有運動來維持肌肉量、提升基礎代謝與增加每日熱量消耗，消耗脂肪的效率會越變越低，甚至完全停止。因此對自己身材要求比較嚴格的朋友，還是要把運動變成習慣。

⊡ Reference

Personal Trainer Manual Fifth Edition, American council on exercise.

20. 咖啡能不能幫助減肥？

根據研究顯示，適量的咖啡因能「稍微」提升身體的基礎代謝，大約是 5~10%，以一位 30 歲、身高 165 公分、體重 60 公斤的女性為例，她的基礎代謝約為 1,282 大卡，因此一杯黑咖啡可以增加約 64~128 大卡的每日熱量消耗。

特別提醒，雖然咖啡可以微量地增加熱量消耗，卻相當有限，舉例來說一杯拿鐵的熱量大約是 120 大卡，焦糖瑪其朵的熱量更高達 350 大卡左右，遠高於咖啡因所增加的額外熱量消耗。所以咖啡因的確可以幫助減肥，但能力卻非常有限。此外，歐盟食品科學專家委員會評估，每日咖啡因的攝取量建議不要超過 300 毫克，大約是一杯星巴克的大杯美式咖啡。

◎ Reference

運動營養諮詢師 應用篇 , 3HFit Sport Nutrition Consultant.

21. 我是肥胖、還是水腫？

　　肥胖與水腫很容易區分，水腫時皮膚比較沒有彈性，用手指按壓皮膚時比較沒有彈性；而肥胖則相反，脂肪雖然柔軟但較有彈性，放開按壓之後皮膚會快速彈回來。消除水腫也相對容易，造成水腫的原因可能是體內電解質含量較高，身體會需要較多的水分來維持濃度平衡，或是心肺能力較弱，末端循環較差，以及久坐少動，淋巴循環較弱，較多的代謝廢物與水分淤塞在末端形成水腫。

　　下方提供幾項適合大部分人減緩水腫的方式作為參考：

1. 適當地流汗：汗液所排出的代謝廢物，包含：乙醇、乳酸、電解質、膽固醇與尿素等，能有效地減低體內的電解質總量，身體為了保持體液的濃度平衡，就會連帶地減少水分的儲存量，達成消水腫的目的。

2. 多補充水分：多喝水就會多排尿，尿液同樣也會帶走身體的代謝廢物，減少體內電解質總量。

3. 增加心肺能力：心臟更有力，血管更具有彈性，就更能增加末端血液循環的流動率，便於將四肢末端淤積的代

謝廢物與水分輸送回來，減緩末端水腫的情況。

4. 活動與按摩四肢：由於淋巴循環沒有類似心臟的動能，主要是靠肌肉的收縮來達成液體輸送，所以按摩或活動都是促進淋巴循環很好的方式。

5. 吃清淡一點：重口味的食品含有較多的鹽分與電解質，容易增加體內的儲水量而形成水腫，同時也會增加肝、腎的負擔。

📄 Reference

運動營養諮詢師 基礎篇 , 3HFit Sport Nutrition Consultant.

22. 減肥需要吃補劑嗎？

　　現下不用醫生開立處方箋就能買到的減脂食品或藥品，效果都是「有可能有效」或是「效果不顯著」，有些甚至沒有經過人體實驗證實，現在的科技還沒有能力製造出適合所有人的「減肥特效藥」。多數吃補劑而有效的情況，是長期的飲食不均導致身體缺乏某些代謝重要元素而影養代謝能力，例如：Omega-3、鋅、錳等，然而只要飲食均衡正常，沒有必要再透過補劑額外攝入，均衡健康的飲食才是最好的營養來源，比任何一種減脂補劑都有效。

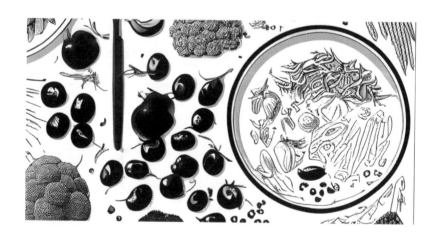

📖 Reference

運動營養諮詢師 應用篇 , 3HFit Sport Nutrition Consultant.

23. 白雲豆能幫助減脂嗎？

　　白雲豆提取物（α-澱粉酶抑制劑 Starch blocker）經實驗證實能減少腸道對澱粉的消化與吸收，但實驗所使用的劑量大於商品建議的攝取量，且被實驗者的體重遠大於一般人、尤其是華人的平均體重，因此效果有待商榷。

　　此外，白雲豆提取物只能減少「澱粉」類的消化吸收率，對於像是：糖、脂肪、蛋白質等其它種類熱量的吸收率，是沒有影響的，意思是說它只可能對米、麵等主食以及根莖類植物（蕃薯、馬鈴薯等）產生作用，對其他種類的食材皆無效。所以如果發胖的原因是因為吃多了「飯、麵、根莖類作物等」，白雲豆提取物的效果才有可能比較顯著。

⊡ Reference

Nutritional supplement for body fat reduction , Aug 17, 2005, Justia Patents.

The Truth About Starch Blockers , By Katherine Tweed, Reviewed by Brunilda Nazario, MD on May 16, 2014, NOURISH by MDweb.

不同選擇所帶來的不同結果

24. 一小時的高強度訓練與一杯奶茶，該怎麼選？

全糖 720ml 的珍珠奶茶熱量可以滿足一個體重 50 公斤的人半天的熱量需求，大約是 550~700 大卡。相較之下，一個小時的高強度重量訓練大約會消耗 150-200 大卡，而高強度的有氧大約能消耗 300~400 大卡，這樣該不該喝奶茶，大家心裡都應該有答案了。

對於有這種情況的會員，我會建議降低運動強度，減少心理與身體的壓力，就會減低想要從食物中獲取補償的想法。此外，如果實在克制不住想吃甜食，也會建議用水果等來替換奶茶或甜食。而水果每 100 克大約是 50 大卡，所以也不要過量食用喔。

🔲 Reference

火紅泰奶茶不一定是天然的！營養師公布「各國奶茶熱量排行」珍奶再為台灣爭光, 健康 20, https://health.tvbs.com.tw/nutrition/328030

Personal Trainer Manual Fifth Edition, American council on exercise.

25. 減脂該選有氧還是重訓？

　　這個問題，其實要考慮的是體能與時間。如果運動時間很有限，那就要依據「目的」來規劃運動模式，想要以「消去脂肪」為主要前提者，可以有氧運動為主；而想要「改變體態」的話，重量訓練是不可或缺的運動模式。

　　如果每天都有一至兩小時的時間可以運動，便可以在一天之內安排有氧以及重量訓練，可行的話，兩種訓練之間隔三至四個小時，效果會更理想。

☐ Reference

Personal Trainer Manual Fifth Edition, American council on exercise.
運動營養諮詢師 基礎篇（上）, 3HFit Sport Nutrition Consultant.

26. 運動沒流汗就是無效的嗎？

　　流汗與燃燒脂肪沒有直接的關係，流汗是因為體溫過高，利用排出汗水將多餘的熱量排出體外。的確，身體大量地使用脂肪，會讓體溫快速上升而導致發汗，但大量流汗卻不能代表有效的燃脂，例如空氣中的濕度較高或是氣溫較高時，輕微的運動都可能會導致出汗量大增。反之，當氣候乾燥以及氣溫較低的時候較不易流汗，這種情況下運動不流汗，也不代表沒有在燃燒脂肪喔！

⊡ Reference

Personal Trainer Manual Fifth Edition, American council on exercise.
運動營養諮詢師 基礎篇（上）, 3HFit Sport Nutrition Consultant.

27. 代餐有效嗎？

　　以「低熱量高飽腹感」為賣點的代餐，對身體是有一定程度的負面影響，這類代餐其實就是在讓身體進行節食。可以想像身體就是一家公司或企業，而攝入的熱量就是現金流，當企業缺乏現金流，投資者自然會考慮退出或是限縮公司規模；身體也是同樣的道理，長期的節食，身體會逐漸減少每日消耗的熱量來平衡熱量缺口，導致長期節食後，明明已經吃得很少了，卻還是瘦不下來。

　　這種情況在年輕的時候不容易發生，是因為在 25 歲之前，肌肉、體能與骨骼密度還是處於增長的狀態，所以節食造成的消耗下降的缺口，或多或少會被身體成長所需的熱量增加所抵消，讓代謝下降的情況變得較不明顯。

　　但 30 歲之後，生長代謝就會趨於緩和甚至衰退，原本用來生長修復的熱量缺口漸漸消失，如果這時候還是利用節食來減肥容易出現代謝下降的情況，不只是少吃卻不瘦，久了還會出現像是甲狀腺機能減退、或是女性運動員三聯症等代謝問題。

要避免代餐導致的代謝降低，最簡單的方式就是好好吃飯。好好吃飯不是放縱的隨意亂吃，而是對自己吃的每一口食物都負責；知道吃的這口食物會對身體帶來的所有好處與壞處，在平衡營養與口味之後，滿懷感謝的咀嚼、吞嚥。不只是滿足了身體所需要的營養，避免過量與劣質食品的攝入之外，也滿足心理上對食物的渴望與長時間咀嚼為大腦帶來的飽足感。

　　可能有人會覺得，「吃個東西有必要這麼認真嗎？」，而我的理解是，「如果連生活都不認真，那人生在世還有什麼值得認真？」

🔲 Reference

運動營養諮詢師 基礎篇（上），3HFit Sport Nutrition Consultant.

28. 節食什麼時候才有用？

　　控制飲食不代表節食，節食是連最低限度的熱量與營養都沒有滿足，在不影響身體代謝的時候少吃，才能有瘦身的效果。而身體調節熱量消耗的速度每個人都不一樣，但差不多 3 天到 1 週就會有明顯的改變，例如沒精神、情緒低落、注意力無法集中、手腳冰冷等，當這些症狀出現後，節食減肥的效果就會逐漸下降，直到身體熱量消耗與節食期間攝入的熱量達成平衡。

　　在年輕的時候，比較不會感受到節食所造成的沒精神或情緒低落等負面影響，因為身體這時候還是在成長的。這是一種隱性的傷害，如果妥善的兼顧營養與運動，身體燃燒熱量的能力是會持續增強的；換句話說，如此就是錯失了一次擁有易瘦體質的機會。

Reference

運動營養諮詢師 基礎篇（上），3HFit Sport Nutrition Consultant.

Effects of Lifestyle Intervention on Inflammatory Markers and Waist Circumference in Overweight/Obese Adults With Metabolic Syndrome: A Systematic Review and Meta-Analysis of Randomized Controlled Trials , Biological research for Nursing, Gholam Rasul Mohammad Rahimi, Heidar Alizaei Yousefabadi, Arghavan Niyazi, Nasser Mohammad Rahimi, Yaser Alikhajeh, 2021-Oct

29. 怎麼節食才比較健康？

節食最大、也算是唯一的壞處，就是會造成身體代謝下降的相關病症，所以在不影響身體機能的情況下，偶爾極短期的節食甚至是對身體有益的。例如 1~3 天的短期斷食可以促使身體發生細胞自噬，讓身體主動的去分解掉老舊損壞的細胞，使身體做一個由內而外的翻新。

而正常情況下，我是會強烈阻止會員執行節食，但如果情況特殊，例如馬上就要參與婚禮等，我會告知會員節食的風險後，建議至少正常飲食兩天後，才能進行一天的節食為最低限度。此外由於短期的節食效果不錯，但普通人的效果通常只能維持一個月，所以還是不要讓節食成為習慣。

(🗐 Reference)

Medicine Nobel for research on how cells 'eat themselves'. Van Noorden R, Ledford H. Nature. 2016 Oct.

30. 為什麼減脂結束後體重會反彈？

身體的脂肪就像是銀行中的存款，持續的支出大於收入，錢就慢慢的花光，反之如果攝入大於消耗，熱量就會慢慢的累積成脂肪。然而身體是非常聰明的「老闆」，當你的身體長期處於虧損狀態，這位老闆自然而然的就會縮減「公司規模」來降低每日消耗，確保公司（身體）能夠維持更長的時間不倒閉（生存）。

所以想要順利的減重與維持身材，不只是要注意總熱量的攝取，也要注重如何增加熱量消耗。增加熱量消耗最簡單的方式就是運動，只要身體在動都算，不管是打掃家裡、散步甚至是逛街，都是增加熱量消耗的方式，因此改掉久坐的生活方式，絕對能幫助大家更快擁有良好身材。

31. 沙拉能不能幫助減脂？

燃燒脂肪的過程需要葡萄糖的代謝產物參與才能順利進行，這也是為什麼有醫生說出「不吃『飯』反而不利於瘦身」的底層邏輯。所以沙拉雖然是一種健康食品，擁有豐富的微量元素與膳食纖維，可提供飽腹感，但沙拉一定需要搭配其他食品，才能「錦上添花」的幫助瘦身。

那為什麼很多人靠吃沙拉都能有減重的效果呢？這與節食是相同道理，短期的熱量短缺的確會消耗一定的脂肪，此外沙拉中的碳水化合物含量極低，所以體內的糖原儲量因為得不到補充而會緩慢減少。而每克的的糖原是與 3~4 克的水分結合的形式儲存於體內的，因此當體內的糖原減少，水分也會隨之流失，每減少 250 克的糖原會連帶減少 750 克以上的水分，這就是吃沙拉的前幾週會快速掉體重的原因之一。

但可惜的是這些流失的體重，只要一餐足夠的碳水化合物與水分的補充，就會立刻上升回來。

Reference

運動營養諮詢師 基礎篇（上），3HFit Sport Nutrition Consultant.

32. 該如何選擇網紅食譜？

並不是所有網紅食譜都是不健康的，而挑選健康的網紅食譜並不困難，除了選擇那些具有公信力的機構：如醫院、學院、政府機關等發布的飲食指南之外，只要抓住幾個原則，就可以自己判斷哪些網紅食譜可能是不健康的，或是對自己喜愛的食譜稍作改進，便能更有效的瘦身：

1. 沒有可調整性的食譜都不靠譜，每個人的狀態都不盡相同，對他有用的食譜並不一定對我有用，所以最好是有適用人群的身高、體重、運動量等基礎參考參數。

2. 選擇看得出外觀的原型食物，減少吃看不出原料的加工食品。

3. 食譜中不同顏色的蔬菜越多越好，且至少有一至兩種不同顏色的水果。

4. 主食選擇低 GI 的天然澱粉、烹煮的程序越簡單越好。

5. 每次吃飯先吃菜、再吃肉，最後才吃白飯等主食。

記住這幾點大原則，稍加調整之後就可以輕鬆吃得又瘦又健康！

Reference

運動營養諮詢師 基礎篇（上），3HFit Sport Nutrition Consultant.
運動營養諮詢師 基礎篇（下），3HFit Sport Nutrition Consultant.

33. 吃什麼東西才能減肥？

目前市面上不需要醫師開處方箋的正規食品，沒有能「越吃越瘦」的偏方食品。能幫助瘦身的食物都只是具有熱量低、高飽足感的特色，這些熱量雖低，吃多了一樣會造成熱量堆積，一樣會導致肥胖；甚至有些食品的脂肪比例含量相當高，吃多了容易破壞三大營養素：碳水化合物、蛋白質、脂肪的總攝入平衡。

而只有控制總熱量攝取以及均衡的營養，才能讓身體回復健康且輕盈的體態。

🔲 Reference

運動營養諮詢師 基礎篇（上），3HFit Sport Nutrition Consultant.
運動營養諮詢師 基礎篇（下），3HFit Sport Nutrition Consultant.

34. 為什麼有些團操課的老師運動量大、卻看起來體脂比較高？

這跟身體提供能量的模式有很高的關聯性：當身體處於靜息狀態，主要的能量都是由脂肪來提供，隨著供能總量的提升，碳水化合物提供能量的占比也會越來越高，越高強度的運動，碳水化合物提供能量的比例就越高。

高強度有氧消耗熱量相當高，但消耗的脂肪比例較少，有一半以上甚至是 80% 消耗的能量，都是體內的肝糖原與肌糖原等「碳水化合物」，而碳水化合物雖然容易被使用卻也很容易被補充，可在進食後 1~3 個小時內補充完成。然而高強度的運動確實更容易激發食慾，如果沒有控制，在運動完後過量地進食，不只剛消耗掉的糖原迅速地被補充，還會有額外的脂肪堆積，而沒有真正達到瘦身的效果。

Reference

Personal Trainer Manual Fifth Edition, American council on exercise.

35. 該吃生酮飲食嗎？

對於一般人而言，生酮飲食並沒有特殊的瘦身效果，但是對於一些高內臟脂肪指數的會員，由於其使用脂肪與血糖的能力可能已經大幅下降，可以經由醫院檢查並在專業指導下進行生酮飲食。

而生酮飲食的優點，就是跳過血糖與脂肪酸的形式來提供能量，在體內糖原匱乏時以「酮體」代替成為供給身體能量的主要來源。一般正常的健康身體都具備這種「應急」能力，可以巧妙避開因長期高血糖產生的代謝降低的問題，讓身體消耗熱量的能力暫時恢復正常。

再次提醒，生酮飲食對於健康人群並沒有任何神奇的瘦身效果，但確實是可以在減脂期攝取更多的脂肪與油脂，在口感與飽足感上具有優勢。另外，生酮飲食的特點是可以有效增加身體細胞對胰島素的敏感度，然而長期生酮飲食對於健康還是有爭議的。

進行生酮飲食要放棄 40% 以上可食的自然食物種類，以我個人的經驗，長期的生酮飲食要吃到營養均衡，需要相當的

營養知識與備餐經驗，不是跟著食譜吃就好；如果盲目的跟隨別人的配餐或是沒有專業的一對一指導，非常容易出現反應變慢、記憶力下降、腎臟負擔加大等隱憂。且由於肌糖原的減少，不管是爆發力與乳酸堆積都會減少，加上胰島素分泌量大為降低，對於運動能力（訓練）與細胞合成（增肌）都會有一定的影響。

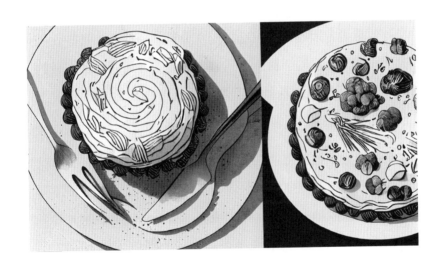

📖 Reference

Personal Trainer Manual Fifth Edition, American council on exercise.
運動營養諮詢師 基礎篇（上），3HFit Sport Nutrition Consultant.
運動營養諮詢師 基礎篇（下），3HFit Sport Nutrition Consultant.
運動營養諮詢師 應用篇，0.3HFit Sport Nutrition Consultant.

製作運動計畫時，
你該注意哪些事？

36. 每週該運動幾次？

重量訓練：在正常情況下，同一個肌群每週需要訓練兩次才能有效進步，因此每週只進行兩次重量訓練的話，最好就是每次訓練都盡可能的訓練所有肌群。然而隨著每週訓練次數的增加，可以開始把訓練的肌群劃分出來，例如分成上肢與下肢，或者更細分成胸、背、腿等。

有氧運動：推薦每週三次，每次三十分鐘以上。有氧運動其實沒有上限，只要運動前肌肉與精神狀態都是正常的，運動完不會出現低血糖、暈眩、肌肉痠痛、關節疼痛等不適，就可以持續進行。反之，則需要至少讓痠痛的部位休息 48~72 小時，才能再次進行相同的運動，此時可以選擇其它沒有痠痛的肌群進行運動。

Reference

Personal Trainer Manual Fifth Edition, American council on exercise.

37. 如何製作訓練計畫？

我自己或者是為我的會員制訂訓練計畫時，都會按照下列步驟：

1. 首先確定目標例如：減脂、增肌、塑型、健康等。

2. 再來確定每週可運動的精確時段例如：每週二、四、六下午六點固定運動。

3. 最後是想要多久來達成目標，例如：三個月減去六公斤的脂肪、第一年重量訓練長 5 公斤以上的肌肉、半年的時間消除脂肪肝等。

依據運動目標分別有需要注意的事項：

1. 減脂的運動時間可以比較隨機，但總時長相對需要比較多，以每月減去 2 公斤的脂肪來算，需要消耗 15,400 大卡。若只靠運動且考慮到需要大量的運動與肌肉修復的能力，運動新手能接受的強度一般不會高於每小時 300 大卡，因此至少需要 52 個小時才能達成，每天會需要 1.7 個小時的運動時長。

所以，一般會把 2/3 的熱量缺口交給控制飲食。利用運動來消耗剩餘的 5,400 大卡，會需要 18 個小時，每週需要 4 個小時左右的運動時長，這 4 小時可以選擇強度較低的運動：游泳、慢跑甚至是快走，只要是能讓心跳與體溫都稍微升高，並且維持較長的運動時長，都是不錯的選擇。

2. 增肌訓練計畫需要嚴格的控制訓練間隔，主要是因為肌肉在經過有效的訓練會有恢復之後的力量高原期，在這個大約 2 天左右的時間內，力量會稍微的增加 1~5%。因此要在這段期間內進行訓練同時稍微增加一點強度，才能將肌肉量堆積上去。

　　特別值得一提的是，如果一直都是以相同強度與次數進行訓練，不管練得多勤快肌肉都不會有所增長。另外，肌肉的恢復需要 48~72 小時，在修復未完成之前訓練，由於強度無法提升，所以不只是無法進步，還有可能造成肌肉受損而事倍功半。

　　因此，每週至少也只能對單一訓練肌群進行兩次的重量訓練，間隔至少要 48 小時以上。然而核心肌群可以說是個例外，核心訓練可以高頻率的訓練，甚至是每

天訓練都是可行的。

　　每個大肌群單次的訓練次數建議設定在 120 個反覆次數，例如：一次胸部肌群的訓練，可選取四個不同的動作：槓鈴臥推、蝴蝶機夾胸、啞鈴上胸臥推、伏地挺身。

　　槓鈴臥推的特點是能舉起較大的重量，以大重量提供的機械張力為主要刺激點，動作重複次數控制在 8~12 次，做 4 組。蝴蝶機夾胸的特點是能讓胸大肌全幅度的伸展與收縮，所以動作的完整性與正確性比重量更重要，建議動作重複次數控制在 10~14 次，做 4 組。

　　啞鈴上胸臥推主要是以角度的不同與啞鈴較高的活動性，來對肌肉做不同方向上的刺激，重量與次數選擇剛好 12 下力竭的標準肌肥大組次數，做 4 組。

　　伏地挺身是「全身的肌群」一同協調完成整個動作，這點與重量訓練主要是「孤立」訓練肌群是完全相反的，所以利用這個動作，讓胸部肌群同樣能習慣與各部位肌群平衡協調來完成動作，建議動作重複次數控制在 10~14 次，做 4 組。

3. 塑型則會需要重量訓練與有氧訓練相互配合,理論上可以同時達成增肌和減脂,但是需要嚴格的制訂計畫與高度配合,需要付出的努力極大,但成效絕對是 1+1 大於 2。這種訓練的規劃要依據個人的情況來訂,所以不在這裡作出範例。

4. 健康與體能的運動原則與減脂比較相近,但不少剛開始減脂的人力量、體能、關節活動度都會比較差,所以會建議先去做一次完整的體檢,並且諮詢專業醫療人員運動時需要注意的事項,然後從靜態施力與關節拉伸開始,例如:瑜伽與皮拉提斯都會是相對優良的選擇,不太建議在沒有專業指導的情況下就直接開始訓練。

回 Reference

Personal Trainer Manual Fifth Edition, American council on exercise.

38. 多久才能練出腹肌？

　　腹肌的明顯與否取決於體脂率的高低，只要體脂率夠低，不用練也會有「六塊腹肌」，男生體脂率低於 13%、女性體脂率低於 16%，就會有較為明顯的腹肌。仰臥起坐與卷腹等訓練腹部的動作確實可以增大腹部肌群的維度，但由於肌群之間連接得較為緊密，脂肪容易堆積在兩塊肌肉的間隙中，所以即便腹直肌被充分訓練且生長良好，只要體脂肪高，視覺效果就會大幅減低。

　　所以多快可以擁有腹肌，取決於你原本的體脂率，與你需要多久才能把體脂肪減至足夠低。

39. 運動越喘就消耗越多脂肪嗎？

身內儲存的熱量 98% 以上都需要與氧氣結合才能釋放出熱量，因此越會讓你喘氣的運動，就意味著越多的氧氣被用來釋放熱量，也就表示你消耗了越多熱量。不過這些熱量不全是脂肪，也有一部來自葡萄糖，兩者的供能比會因為運動強度的關係而有所變化：

1. 當呼吸達到最大攝氧比的 25% 的低強度運動，大約有 20% 或者更少的能量是來自於碳水化合物供能，而脂肪供能則超過 80%。

2. 當運動強度增加至約 65% 的最大攝氧比，脂肪與碳水化合物供能的程度幾乎相同。

3. 而運動強度超過 65% 的最大攝氧比，脂肪供能的比例不只減少，供能總量也會稍微減少，所以燃燒「脂肪」的效率也會稍微降低。

並不是所有運動燃燒的熱量都是由脂肪提供之外，想要減少脂肪，運動的強度與時間長度也是需要設計與規劃的。

Reference

Personal Trainer Manual Fifth Edition, American council on exercise.
運動營養諮詢師 基礎篇（上），3HFit Sport Nutrition Consultant.

40. 減脂是慢跑好、還是 HIIT 有效？

這是兩種不同特性的運動，依據不同的目的、可行性與實際的訓練時長來選擇。

1. 慢跑：屬於低強度的運動，雖然單位時間消耗的總熱量相對較低，但只有大約 20% 的能量消耗來自於肌糖原，其餘的 80% 來自於脂肪，並且可以維持較長的運動時長以及較高的週運動頻率。所以只要將每週的運動頻率與每次的運動時間拉長，例如每週四次持續 45~60 分鐘，對於減脂的效果也是相當明顯的。慢跑對於肌肉刺激較小，恢復時間也較短，難度也相對較低，只要每次跑步前肌肉沒有感到酸脹不適，就可以再次進行運動，適合一週能長時間運動 3 次以上的人。

2. HIIT（High intense internal training）：屬於高強度的訓練，單位時間內消耗的熱量相當高，卻可能只有 20% 左右的能量消耗來自於脂肪；且一般人無法進行長時間的 HIIT，加上如果做完 HIIT 後肌肉不需要時間修復，可能就表示強度不夠，減脂效率可能不及慢跑。因此雖然 HIIT 能同時兼顧體能、增肌與燃燒熱量等優秀特性，

卻比較適合體能較好、有訓練基礎、且運動時間比較零碎的人群。

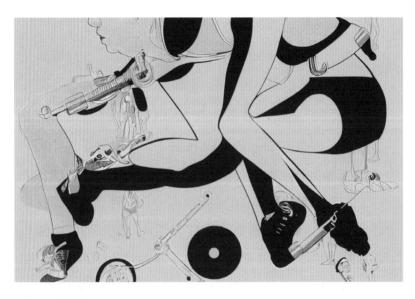

(📖 Reference)

Personal Trainer Manual Fifth Edition, American council on exercise.

41. 散步能減肥嗎？

很多人都小看了散步的熱量消耗，散步包括逛街、買菜等，雖然單位時間消耗的熱量較低，不過卻可以進行 2~3 個小時，甚至是 4~5 個小時以上，消耗下來的總熱量不會比在健身房裡汗流浹背運動 45 分鐘來得少。

對於不喜歡汗流浹背、或是覺得特別空出時間去運動很麻煩的人來說，進行這些日常活動也是可以增加每日消耗的。加上這種極低強度的運動幾乎所有的熱量都是由脂肪來提供，所以如果每天都能大量的走路，對減脂絕對是有顯著的效果。

🔲 Reference

Personal Trainer Manual Fifth Edition, American council on exercise.

42. 只靠跳繩就可以瘦 10 公斤？

　　跳繩可以快速的提升呼吸頻率與心跳，是一項強度相當大的運動，主要運動的肌群也是全身最為強壯的腿部肌群，可以比身體其他部分更有效更持久的消耗熱量。加上動作難度不高，對於一般人也可以隨時隨地靠跳繩有效率的消耗熱量。

　　然而不管是哪一種運動，要消耗 10 公斤（77,000 大卡）都會是一項相當大的工程。假設跳繩每半小時能消耗250大卡，那將會需要 154 個小時才能完成，均分在 3 個月中，每天需要跳 1.7 個小時。所以即便跳繩是優秀的耗能運動，要減 10 公斤還是需要花足一定的努力。

　📖 Reference

Personal Trainer Manual Fifth Edition, American council on exercise.

43. 運動半小時以上才開始燃燒脂肪？

　　人體 24 小時都在使用脂肪，即便坐著身體都會燃燒脂肪，並且人處於靜止與低強度運動的時候，脂肪是主要能量來源。而為什麼會有「要運動半小時，才會開始燃燒脂肪」這種觀念，其實是一個年代久遠的錯誤觀念，有一種說法是：30 分鐘的運動會將人體內的肌糖原消耗得差不多，所以再繼續進行運動的能量主要供應來源會變成脂肪。

　　聽起來這對於減脂是相當理想，但事實上卻不然，脂肪供能的效率較低且是有上限的，所以在肌糖原被消耗完之後，身體提供能量的效率會大大減小而無法進行較高強度的運動，總熱量消耗也隨之降低。

　　另外脂肪酸的分解取決於碳水化合物持續分解的水平，白話一點的意思就是：如果體內碳水化合物不足，會導致脂肪的分解效率減低。而體內碳水化合物的儲存量遠低於脂肪的儲存量，加上高強度的運動主要消耗的是碳水化合物，低強度運動則剛好相反。所以若是以脂肪燃燒為主要目的，在時間沒有限制的情況下，較好的燃脂運動方案就是維持長時間的中強度或

中低強的有氧運動，才能利用有限的碳水化合物來最大限度的
燃燒脂肪。

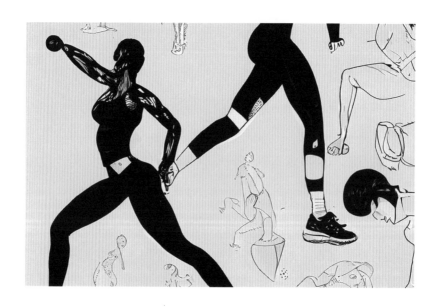

回 Reference

Personal Trainer Manual Fifth Edition, American council on exercise.
運動營養諮詢師 基礎篇（上），3HFit Sport Nutrition Consultant.

44. 沒時間運動怎麼辦？

　　網路上有非常多免費的運動跟練視頻，例如：徒手運動、墊上運動、瑜伽、拉伸、甚至是慢跑或跳繩等，對於器材與場地需求極低。如果時間真的非常碎片化，無法進行一套完整的運動，也可以選擇像是慢跑或是跳繩等短至 5 分鐘、長至 30 分鐘的運動方案，並依據運動時長與自己體能適當地增加強度，也能得到一定程度運動的益處。

　　讓自己不要長時間久坐，動起來是最重要的，運動項目、時間長短等都是其次，即便每天只運動 15 分鐘，也能慢慢地進步或者至少能保持現有的體能與健康狀態。

　　「勿以善小而不為」是上班族最該遵守的運動指標，不管是什麼運動，即便是 5 分鐘或是 10 分鐘，只要能持之以恆，總會有所收穫。

45. 空腹有氧特別有效嗎？

　　空腹有氧的特點是消耗的熱量都來自於體內的儲備能量，此時做有氧運動，主要會消耗體內的脂肪而不是進食消化後的血脂等游離脂肪，是真正的使用儲存在體內的脂肪。

　　不過對於沒有運動習慣的人，不建議一開始就做高強度或長時間的空腹有氧，還是有可能出現頭暈、低血糖等症狀需要注意。一般來說，散步或是斜坡快走的強度是比較合適的。

▣ Reference

Personal Trainer Manual Fifth Edition, American council on exercise.

46. 該如何選擇減脂運動？

　　以減脂為主要目標，並且排除了增肌、塑形等考量之後，有氧運動將是最佳的選擇。接下來就需要考慮運動頻率與運動時長，這裡邊舉三個比較常見的例子，提供大家作參考：

1. 每週五天，每天 1 小時。建議以長時間低強度的有氧為主，要選擇能長時間維持運動強度，但不會對身體造成疲累負擔，不需要肌肉修復時間等特性，例如：斜坡快走、游泳或慢跑等。

2. 每週三天，每天 50 分鐘。建議以長時間中強度的有氧為主，要選擇能長時間維持運動強度，能使用到大部分肌群的運動，且有 48 小時左右的修復時間。所以強度可以增加到運動後會有酸爽及輕度疲累的程度，例如：拳擊有氧、槓鈴有氧等。

3. 每週三天，每天 20 分鐘。建議選擇像是 HIIT 這種高強度的間歇運動來盡可能的提高總熱量消耗，不過 HIIT 需要有較高的運動能力配合，才能得到相對應的效果。對於初學者還是建議選擇方案 1 或 2，更能確保運動燃脂的效果。

🔲 Reference

Personal Trainer Manual Fifth Edition, American council on exercise.

47. 運動完多久可以再次運動？

只要運動開始前會使用的肌群沒有感到疲憊不適，且精神狀態良好，就可以再次進行運動；反之在肌肉酸痛的情況下，不建議再次進行相同強度的運動。但可以替換為低強度有氧運動，例如：散步或斜坡快走等，可以增加血液循環、增加肌肉恢復的速度。

想要加快恢復速度，就需要充足的睡眠、攝取適量的維生素與營養、多喝水等；相反地，熬夜、節食、飲酒等都會減慢身體恢復的速度，甚至讓身體的狀態下降至訓練之前。所以要特別注意，當身體因運動感到酸脹疲累的時候，代表身體正需要修復，相對比較脆弱，需更加注意維持健康的生活方式，以避免造成反效果。

此外，對於很久沒有運動的人，運動後肌肉痠痛 3~5 天是可接受的，但超過 7 天就有可能是肌肉發炎或受傷，建議就醫檢查。而有在規律訓練的人，一般痠痛感會在 48 或 72 小時後消失，從疼痛消失後開始的 48 小時內建議再次進行訓練，並且略微增加 1~5% 的強度，來確保肌肉與體能能持續增長。

(🔲 Reference)

Personal Trainer Manual Fifth Edition, American council on exercise.

48. 哪種運動最燃脂？

要有效率的消耗脂肪必須要考慮「運動脂肪使用率」與「運動時長」，而脂肪供能的比例可以參照「39.運動越喘消耗越多脂肪嗎？」。每個人的心肺能力不同，每個人的燃脂效率最高的運動強度都不同，運動強度大約在 65% 最大攝氧比例時達到最大燃脂效率。礙於目前還沒有足夠精準的攜帶式測量器械來算出運動時的攝氧比例，所以我提供幾個如何判定哪種運動是適合自己的有氧運動標準，給大家作參考：

1. 感覺微喘：能讓呼吸變得急促，大概是能斷斷續續的說話，但沒辦法唱歌的狀態。

2. 可以持續較長的時間：基本上只要身體沒有感到不適，就能夠持續運動下去。雖然只要運動就會消耗脂肪，但由於脂肪供能速率較低，需要較長的時間才能「明顯」的消耗脂肪。而短時間、高強度的運動雖然消耗的總熱量較多，但只有少部分是來自於脂肪，主要還是由碳水化合等提供能量，而這些能量來源補充的速度特別快。

但千萬別異想天開的打算運動完就不補充碳水了，

這將會影響之後你的運動表現，直接降低往後運動消耗的總熱量進入惡性循環，同時為了肌肉生長的原則，也建議在運動後立即將這些流失的能量補充回來。而且高強度運動造成的能量缺口，是需要身體經過一段時間的能量轉換，最後才能變成脂肪的消耗，而這段時間可能會面臨較高的飢餓感與疲憊感，這些都會增加對飲食控制的難度。

3. 強度要選擇運動完不會出現過度的痠痛感：當肌肉出現疲乏痠痛感，就代表需要時間來修復，如果沒有充分休息又再次運動的話，可能導致肌肉損傷加重甚至出現慢性拉傷；然而脂肪能提供的熱量又非常高，需要每週至少三次以上的高運動頻率，才能有效率的消耗。因此，高頻率運動最需要控制的便是運動強度，避免肌肉未復原而運動導致受傷，確保每一次運動前身體與肌肉狀態都是良好的，才能事半功倍的消去脂肪喔！

🔲 Reference

Personal Trainer Manual Fifth Edition, American council on exercise.

49. 帕梅拉有多少效果？

　　帕梅拉對於新手朋友們來說是非常好的運動選擇，場地與器材的需求很低，隨時隨地都可以運動，並且大部分的肌群都能使用到，適合 0 基礎的運動人群。

　　然而對於有運動基礎或是一直都有規律運動的人，帕梅拉的強度可能不能滿足所有人的需求，所以當你發現你做完 5~10 分鐘左右的帕梅拉並沒有很喘，肌肉也沒有痠脹感，那代表你的運動能力已經進步，可以挑戰更高強度的運動了！

🔲 Reference

Personal Trainer Manual Fifth Edition, American council on exercise.

50. 膝蓋痛該做什麼有氧？

當關節感到疼痛，就表示應該要減少或是停止該關節的活動，並且尋求醫療協助，膝關節更是如此。膝蓋絕對是身體最重要的關節之一，任何站姿的運動都會需要膝關節的參與，膝蓋痛是非常嚴重的問題。運動時因為加速度的關係，膝關節時常要承受數倍的身體重量，因此錯誤的姿勢或過度的使用，都會對膝蓋造成巨大的損耗。

在膝蓋疼痛未得到改善之前，運動的項目就該選擇不太會使用到下肢的運動，例如：游泳、瑜伽、戰繩、上肢低重量高次數的負重訓練等上肢為主的運動。

📖 Reference

Personal Trainer Manual Fifth Edition, American council on exercise.

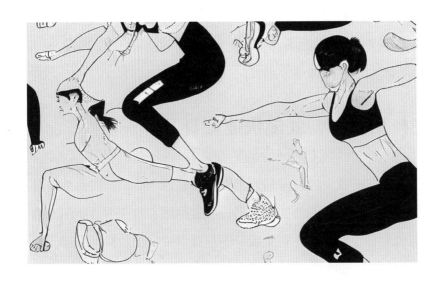

減脂期你一定會遇到的問題

51. 坐著不動就能快速瘦身？

從第一次踏進健身房到現在已經超過十二年，成為健身教練也有四年以上的時間，見過很多宣稱超有效、可以讓你「坐著就能瘦」、「快速輕鬆瘦」的營養素或減脂代餐，但卻沒有見過任何一個人靠著這些商品瘦下去、並保持健康的狀態；他們雖然體重減去不少，但體態並不好看，且很快就復胖到原來的體重，甚至變得更胖。

為什麼「簡單、輕鬆且快速」與「健康減肥不復胖」是彼此互斥呢？因為減肥本身就是對身體的「降解」，如同公司或企業開始因不斷的虧損而開始「裁員」，對於生存來說這是一項非常嚴重且不可能被忽視的危險信號，身體與腸道菌群都會產生如：增加食慾、減少生長速度、將熱量優先轉化成脂肪、

以及降低體溫等激烈反應來增加存活機率，這些都需要一系列相對應的方式來緩解。減肥的過程可以是舒適的，但絕對不可能是「簡單、輕鬆且快速」的。

　　或者我們可以換另一種方式來看待肥胖；「變胖」是由很多壞習慣長期累積所造成的，如：晚睡、甜食過量、久坐不動、營養不均衡等，只要導致肥胖的原因不解除，「變胖」這個結果就很難消失。而很明顯的，單靠補充某個營養素或吃瘦身代餐沒辦法消除導致你「變胖」的原因，而最根本的問題沒有解決，自然沒辦法真正脫離肥胖的體態。

▣ Reference

運動營養諮詢師 應用篇，3HFit Sport Nutrition Consultant.

52. 為什麼節食前期瘦得很快？

減肥前期是有紅利的，主要有兩個原因：

1. 減少熱量攝入的前 1~2 週，身體並不會大量減少代謝能力，所以只要挨得住餓，就可以很順利的製造熱量缺口，將體重降下來。然而挨餓減重的效果大約在 2 週後就會快速消失，尤其是過了青春期、生長激素大量減少的人群，基礎代謝下降得更快，這最終將導致：節食只會讓你又餓又累，但減重效果極低。

2. 減少熱量攝入或者是碳水化合物吃不夠時，會造成肝臟中的肝糖原與肌肉裡面的肌糖原總量下降，每公克的糖原流失會同時帶走 3~4 克的水分，而體內糖原的總儲量大約是 300~400 克，因此每流失 250 克的糖原，就會順帶帶走 750 克的水分，就等於減少了 1 公斤的體重。這也是為什麼減脂初期，不吃碳水化合物體重會掉得很快的原因之一。

不幸的是，這 1~2 公斤的體重會在大吃一頓後快速恢復，主要是因為糖原的補充不需要「質」的轉變，所以非常快速，

而這種體重起伏就是很多人餓了一週、體重下降 1~2 公斤後，吃一餐好的犒賞自己，隔天卻發現體重升回去，而導致信心喪失、不久便放棄減肥的原因之一。

　　總結：節食減肥短期內體重掉得快，但長期是幾乎無效的，同時不管是哪種減脂方式，初期的體重會降得很快、升得也快，起伏也會相對很大。千萬要把目標放長遠一點，以月為檢測週期，以每月下降 2 公斤的速度平穩進行，才能穩定且持續的達成目標，切勿一開始覺得狀態很好，就放鬆警惕了。

🔲 Reference

運動營養諮詢師 實踐篇 , 3HFit Sport Nutrition Consultant.
Personal Trainer Manual Fifth Edition, American council on exercise.

53. 為什麼已經控制熱量但依然減不下去？

　　吃進去的「熱量」不是全部都拿來當作能量供身體使用，其中有大約 1/4 的「熱量」應該是由蛋白質提供，且這些「熱量」並不是當成能量，而是拿來修補身體或當成生長發育的材料。同理，碳水化合物與脂肪也有各自的獨特用途，攝取熱量比例大約是 1/2 與 1/4。

　　所以在控制總熱量的同時，也要搭配恰當的營養成分比重，才能解決瘦不下去的問題。

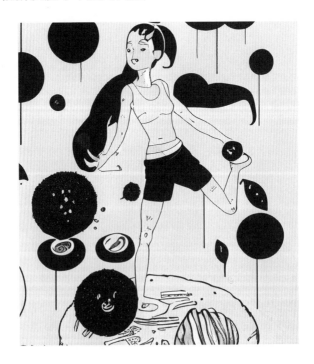

54. 體型變了，體重卻沒變，怎麼辦？

恭喜你！這代表你的運動與飲食調控得非常好，在你脂肪減少的同時也增加了肌肉！這就是所謂的「增肌減脂」同時進行的效果，由於等重量的脂肪體積是肌肉的 3~5 倍，所以才會體態變好了、但體重沒有什麼變化。

減脂期間不只需要記錄體重，還要記錄：腰圍、肌肉量、體脂率等項目。且正如先前所說的，體重反而是最沒有參考價值的數據，只要腰圍與體脂率有在減少，肌肉量保持穩定，基本上是可以不考慮體重的。

55. 為什麼會有減重平台期？

　　越來越多的研究指出：在食物充足且身體健康的情況下，人是無法一直瘦下去的，減脂一定會遇到無法跨越的平台期，這個現象被稱之為「體重定點（predetermined body weight）理論」。而每個人的高矮胖瘦是由基因、環境因素與賀爾蒙所決定的，當你已經最大限度的吃得健康且正常運動，仍舊無法達成你想要的身材，那就請接受並欣賞這樣的自己；因為在基因、環境與健康的基礎上，你已經做到最好了，值得讚許這樣的自己。

　　然而，上述這種情況其實並不多見，比較常見的狀況是，同時進行不健康的飲食控制加上不恰當的運動。飲食控制與突然增加運動量都會讓身體的熱量平衡被破壞，如果又沒有精準的供應足夠的各項營養素包括碳水化合物、蛋白質、脂肪、膳食纖維與維生素的需求，身體會更快速的進入所謂的「節能模式」來平衡熱量攝取的不足，導致體重不再變化，同時出現又餓又冷、食慾大增、精神不佳、運動能力下降、情緒低落等平台期會出現的標準症狀。

要解決平台期，能夠吃對食物是關鍵，以下提供一些容易估測的飲食標準：

1. 每天要吃 3~5 份一手可捧起最大份量的蔬菜。

2. 每天要吃 1~2 份一手可抓起丁狀物的水果。

3. 蔬菜與水果的種類越多越好，以每日吃 5 種不同顏色、每週吃 20 種不同顏色的蔬果為目標。

4. 每日肉類的瘦肉部分要吃到兩個拳頭的分量。

5. 食物選擇能看得出來原料的型態，且烹調程序越少越好，例如：炒青菜、乾煎肉塊等。盡量減少精緻加工食品，例如：魚丸、肉丸、甜點等，以及減少高糖、高脂肪的食物，例如：奶茶、珍珠，紅燒肉等。

6. 一般來說，體重 50 公斤的人每日最少要吃 100 克的碳水化合物，如果全部換成白飯大約是一個正常碗的分量。而碳水化合物儘量選擇 GI 值較低的食物，例如：五穀、糙米、地瓜等根莖類植物，不但更能增加飽腹感，還對控制血糖也非常有幫助。

7. 脂肪在現今的飲食文化中通常是過量的,而且即便是以簡單的方式烹調食材,脂肪也不容易缺乏,除了比較極端的,例如水煮雞胸肉加水煮青菜等。值得注意的是,雖然脂肪的總量是足夠的,卻需要注意脂肪的種類,其中需要注意的分別是要減少反式脂肪的攝入,避免高溫烹調或是常溫為固態的食用油和奶油等植物性脂肪,以及缺乏 Omega-3 的脂肪攝取,建議將一部分的脂肪來源改成深海魚類、堅果類與深色蔬菜等富含 Omega-3 的食物。

🔳 Reference

運動營養諮詢師 實踐篇,3HFit Sport Nutrition Consultant.
Does Your Body Weight Have a "Set Point"?, November 18, 2018, Inbody

56. 體重的浮動正常嗎？

以我自己來說，我每天要吃大約 3 公斤的食物，如果斷食一天並配上大量的有氧消耗肌肉內的肌糖原與脫水，與前日體重的巔峰值可以相差到 4 公斤，而我正常的每日體重浮動大約是 2 公斤左右，這些體重的浮動主要是由無法消化的食物殘渣與水分來決定的。

最有參考價值的體重，是每日同一時段的體重，通常會選擇剛起床上完廁所且未進食之前的時段測量，並且將 7 天的體重做平均，以每週甚至每月的平均值來評判減脂的成果。

57. 減重能吃飽嗎？

　　減脂一定能吃飽，而且若有把建議量的蔬菜吃完，通常會感覺非常撐。大部分人出現熱量吃超卻吃不飽的情況，是因為選用的食品多是經過精緻加工，體積小但熱量高，且口感豐富還很美味，最大限度的刺激食慾。另一方面，精緻加工食品非常容易被消化吸收，導致血糖值忽高忽低，當血糖值低的時候，就又會觸發飢餓感，不只食慾無法被滿足，還容易造成越吃越多的惡性循環。

　　另一個吃不飽的原因，是膳食纖維吃得太少，足夠的膳食纖維能給予胃部充盈感，有效地提升飽腹感。而每人每日的蔬菜需求量是 3~5 份一手可捧起最大份量，這個份量如果沒有刻意去吃、或是餐餐外食的話，幾乎是無法達標的。

　　另外不管是減脂或是想要改善健康的會員，食物應該選擇看得出原來形狀的，以及樹上採的、地上栽的、土裡挖的、加工烹調次數越少越好的食品。簡單烹調讓食物不但比較耐消化，同時較能保留住食物中的微量營養素，具有營養與飽腹感的優點，同時口感與味道也較普通，不容易導致過量飲食，一舉數得。

🔲 Reference

運動營養諮詢師 實踐篇 , 3HFit Sport Nutrition Consultant.

58. 為什麼會暴食？

暴食的原因非常多，最常見的起因是壓力導致心理影響生理，激素分泌失調又反過來影響情緒，而身體慣性的依賴進食來紓解，慢慢累積變成暴食的情況。這種現象是由於身體遇到巨大壓力之後會大量分泌皮質醇，平時這種激素是維持血糖穩定的重要激素，但分泌過量時會導致情緒低落、精神不濟、肌肉分解、更傾向將熱量儲存脂肪等。

而降低皮質醇最簡單的方式就是靠進食提升血糖，身體會自然而然地增加對食物的渴望，此時若不注意控制飲食，除了體重暴增之外，還可能惡化成「糖上癮」，從此與老化加速、心血管相關疾病等越靠越近。

若想要解決高皮質醇導致暴食，需要從兩個地方著手：

1. 降低皮質醇：盡可能地減少壓力、早睡早起、適度運動、拉伸、按摩肌肉、限制每日咖啡因（每日不超過200mg）、減少飲酒等。

2. 戒糖：並不是不吃澱粉或碳水化合物，而是要選擇天然的食材且烹飪方式簡單，避免選擇吃精緻加工的食品。

第二常見的暴食起因，就是只吃沙拉與代餐「節食」減肥，大量的飢餓感不斷累積最終導致的暴食。當身體發現蛋白質、脂肪與碳水化合物等營養長期不足會產生應急反應，不斷累積食慾來確保當可以進食時能盡可能地攝取熱量，補償先前損失的熱量，並且大量生成脂肪來應付下一次的熱量短缺。

有些人可以靠意志力控制食慾長達 3 個月甚至是半年，但是意志力是無法一直不斷地戰勝生存本能，這會造成意志力越強、累積的飢餓感就越巨大，一旦飢餓感戰勝或是失去維持身材的理由時，反撲就更為劇烈。這便是一些身材姣好的明星或網路紅人，在引退或休息的一兩年間突然變得非常胖的原因。

⊞ Reference

運動營養諮詢師 基礎篇（上），3HFit Sport Nutrition Consultant.
運動營養諮詢師 基礎篇（下），3HFit Sport Nutrition Consultant.

59. 瑜伽、太極等身心運動能幫助減肥嗎？

身心運動是在進行冥想、本體感及認知的同時，加入低強度至中強度的運動。不同於追求運動強度上的突破，身心運動更集中注意力在呼吸等本體感受，更多的要求內心的專注與肢體的控制，例如：氣功、太極拳、哈達瑜伽、皮拉提斯、冥想、部分武術等。

許多案例都顯示身心運動對特定的健身和健康問題有所助益，像是減輕壓力相關的疾病、緩減肌肉骨骼的退化、增加平衡能力、穩定高血壓、減低抑鬱、疼痛管理與增加自信等。

也有不少研究證實，透過身心運動可以改善肌肉力量、柔韌性、平衡性和協調性，但最為重要的益處，可能是提高心智發展與自我效能水平。

保持健康的身心靈，是遠離肥胖的關鍵因素之一。雖然許多關於身心運動的研究，或許缺乏對照組或統計學效力較低，也缺乏較為嚴謹的、具有明顯瘦身效用的研究報告，卻不可否認，有廣大的群眾因為這些身心運動得到了健康與內心的平和。

Reference

Personal Trainer Manual Fifth Edition, American council on exercise.

減脂飲食該怎麼搭配？

60. 健康餐應該長什麼樣？

　　由哈佛公共衛生學院的營養專家和《哈佛健康雜誌》（Harvard Health Publications）共同編製的「健康飲食餐盤」是具有即視感、也較容易被執行的一種飲食建議方針，與衛生福利部國民健康署頒布的「我的餐盤手冊」中建議方針大體相同。在此我將幾個重點整理給大家，方便大家執行：

1. 想像一餐的食物均勻地放在一個大餐盤上，其中的 1/4 是放全穀物，盡量選擇糙米、大麥等粗糧，盡量減少精緻澱粉、米飯、麵食、白麵包的比例。

2. 另一個 1/4 是放健康的蛋白質，選擇魚肉、家禽肉、堅果、豆腐和豆類；盡量減少紅肉、香腸與加工肉品的比例。

3. 剩下的餐盤空位還有一半，這一半的 2/3 是放蔬菜，色彩與總類越多越好，但不包括馬鈴薯、蕃薯等根莖類作

物。

4. 最後的空間是留給水果的，同樣也是色彩與總類越多越好！

5. 飲料可以選擇無糖的水、咖啡、茶等，牛奶 1~2 份（240~480 毫升），果汁一小杯。

6. 烹調使用如芝麻和花生油等健康油脂，減少使用牛油、椰子油、豬油和棕櫚油及避免反式脂肪。

每個人會依據自身的情況而有不同，配合記錄每週體重的變化、運動能力的變化、上廁所的次數等作出改變，例如：

1. 如果體重不斷上升，那就要等比例地縮減總食物量，反之若體重掉得太快，建議等比例地增加食物份量。

2. 正在進行大重量訓練的人，可以稍微增加蛋白質的攝取量，注意總量不要長期超過每公斤體重攝取 1.6 克蛋白質就好。

3. 大量有氧的人，可以稍微增加一些全穀物的攝取量，攝取量在每公斤體重攝取 2~4 克的碳水化合物，都是合理範圍。

4. 如果發現沒有每天都排便,則需要增加蔬菜的份量,盡
   量達成每天都排便的程度。

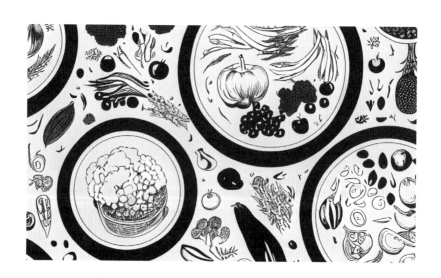

📖 Reference

健康飲食餐盤 (Chinese – Traditional), The Nutrition Source > Healthy Eating Plate > Healthy Eating Plate Translations, Harvard T.H. CHAN

運動營養諮詢師 基礎篇(上), 3HFit Sport Nutrition Consultant.

運動營養諮詢師 基礎篇(下), 3HFit Sport Nutrition Consultant.

61. 只要限制熱量就會瘦？

一般人認為只要攝入熱量小於消耗熱量就能減脂，不管吃什麼都會瘦。事實上也確實是如此，但如果只考慮熱量，瘦身效果可能會大打折扣，並且伴隨著後遺症。

首先，身體吸收的蛋白質雖然以「熱量」來估計，但事實上絕大部分的蛋白質都是被用作生長修復身體細胞組織，並不會變成熱量供身體使用。如果將原本應該分配給蛋白質的「熱量比例」分配給碳水或脂肪，短期雖然能有減重的效果，但長期則會出現肌肉不足的「泡芙人」狀態。所以營養均衡才能夠長期有效且健康地瘦身。更詳細的飲食細節可以參考：「55. 為什麼會有平台期？」解答中的攝食建議。

🔲 Reference

運動營養諮詢師 基礎篇（上）, 3HFit Sport Nutrition Consultant.
運動營養諮詢師 基礎篇（下）, 3HFit Sport Nutrition Consultant.
運動營養諮詢師 實踐篇, 3HFit Sport Nutrition Consultant.

62. 哪些是你常忽略的隱形熱量？

　　多數的隱形熱量，來自於醬料、佐料與湯塊這種看起來不油、但其實熱量很高的配料。例如：100 克的醬油可能含有 5~10 克的碳水化合物；爆炒過的辣椒粉，含有相當高的脂肪與不少的糖份；醃製生肉的佐料通常也含有相當驚人的碳水化合物含量；某些湯塊味道鮮美，煮出來表面也沒有浮一層油脂，容易讓人有低熱量的錯覺，然而通常味道越好的湯塊，熱量就越高。

　　因此，建議在購買食材與調料之前，要養成先看營養成分表的習慣，避免辛苦地吃低脂、低 GI 的食物，卻因為調料熱量超標而功虧一簣。

63. 哪種營養素是最常被忽略的隱形營養？

除了三大營養素：碳水化合物、蛋白質、脂肪，以及維生素與必要微量金屬（鋅、錳、鐵等），最容易被忽略的隱形營養素是「膳食纖維」。一般認為膳食纖維只是幫助消化，有利於身體正常排泄。然而近期的研究發現膳食纖維的作用可不止這些，這些無法被身體消化吸收的纖維，還有另一個重要的工作，就是餵養腸道中的益生菌，越來越多的研究顯示腸道菌群具有引發飢餓感的能力。

因此多吃蔬果不只是提供物理層面的飽足感，更能餵飽腸道菌群，減低腸道菌群因膳食纖維不足引發的飢餓感。

(🗔 Reference)

運動營養諮詢師 實踐篇 , 3HFit Sport Nutrition Consultant.

Richness of human gut microbiome correlates with metabolic markers. Qin J., Li R., Raes J., Arumugam M., Burgdorf K.S., Manichanh C., Nielsen T., Pons N., Levenez F., Yamada T., et al. Nature. 2010;464:59–65. doi: 10.1038/nature08821.

Richness of human gut microbiome correlates with metabolic markers. Le Chatelier E., Nielsen T., Qin J., Prifti E., Hildebrand F., Falony G., Almeida M., Arumugam M., Batto J.M., Kennedy S., et al. Nature. 2013;500:541–546. doi: 10.1038/nature12506.

Human gut microbes associated with obesity, Ley R.E., Turnbaugh P.J., Klein S., Gordon J.I. Microbial ecology,. Nature. 2006;444:1022–1023. doi: 10.1038/4441022a.

64. 排便不順也可能導致減脂失敗嗎？

　　排便不順是一項常見飲食不健康的症狀，而另一種常見飲食不健康的症狀，就是肥胖。所以雖然兩者不一定是因果關係，但有很高的機率同時發生。而當你解決了消化不順的情況，代表你改善了腸道內菌群的平衡，這是有助於減低食慾，同時也代表營養更加平衡，身體健康也間接提高每日消耗，都是對減脂有長遠的益處。

Reference

運動營養諮詢師 基礎篇（上），3HFit Sport Nutrition Consultant.
運動營養諮詢師 基礎篇（下），3HFit Sport Nutrition Consultant.

65. 到底是該少吃碳水、還是少吃脂肪？

對於體力與腦力需求高的工作者，減脂時期比較適合優先減少脂肪的攝取，而不是先減少碳水。

碳水化合物是身體與大腦在處理大量工作時的主要能量來源，雖然身體也能靠脂肪與蛋白質來生成碳水化合物，但總量有限且會對肝臟造成一定的負擔。而從食物（特別是低 GI 食品）中取得的碳水化合物，對於身體供能的效率有複雜但正向的幫助，有助於身體形成一個正向循環，甚至能增加碳水化合物的儲存量，讓吃進去的熱量更不容易變成脂肪，且由於碳水化合物容易被使用而有增加熱量消耗的效率。

相較之下，脂肪的型態更適合儲存且供能效率較低，比較難消耗，消化後的脂肪主要是以脂肪酸的形式被身體利用，與儲存在體內的脂肪供能型態相同。而在「肥胖」的時候，體內脂肪存量相當充足，不可能出現「沒有脂肪可燃燒」的情況，所以身體可以在不依賴消化吸收脂肪的情況下正常運作。

然而即便體內的脂肪很夠用，但也不能完全停止脂肪的攝入，每日適當的脂肪攝取量是每公斤體重攝取 0.5~1 克的脂肪，

因為有許多重要的維生素是脂溶性的，且消化系統也需要消耗脂肪來維持正常運作（例如：讓膽汁保持流通，避免膽汁滯留過久造成結石）。

不過大部分人的脂肪都呈現過量攝取，而且非常容易就超過 2~5 倍的建議攝取量，例如一個 50 公斤的人，每日最高的建議攝取量是 50 克的脂肪，而一份麥當勞雙層牛肉吉事漢堡含有 25 克的脂肪、一份中薯含有 11 克的脂肪、一杯 750 毫升的奶茶含有 40 克以上的脂肪、一杯小杯拿鐵含有約 10 克的脂肪、便當中的炸排骨約有 20 克的脂肪，炸雞腿更高達約 40 克以上的脂肪。

以上這些是我們每天都會吃的食物，但很明顯地稍不注意就會攝取過多的脂肪，而如何攝取足夠的營養卻又不攝入過多的脂肪，是改善飲食習慣與減脂的關鍵。

📖 Reference

運動營養諮詢師 基礎篇（上），3HFit Sport Nutrition Consultant.

66. 戒糖能幫助減脂嗎？

吃不吃糖與減肥瘦身沒有關聯，只要能做到攝入小於消耗，都可以減脂。戒糖是以健康為考量的行為，雖然身體使用血糖的效率很高，但如果血糖升高得過快、超過身體降血糖的能力時，血糖就會在較高的濃度維持一段時間；而高濃度的血糖會刺激心臟與血管，長期高血糖會導致冠狀動脈硬化等一系列相關連的心血管疾病與慢性病。而最容易造成高血糖的因素，就是甜食中的「糖」。

吃不吃「糖」雖然與減肥沒有直接關係，卻對健康影響很大，但也不是說完全不能吃糖，只要血糖能維持穩定，那吃糖的負面影響就能縮到最小；因此在大量運動後適量補充容易吸收的碳水化合物（就是「糖」）並不會引起血糖波動，所以如果真的很想吃糖，也請忍到運動完之後再吃。

📖 Reference

運動營養諮詢師 基礎篇（上），3HFit Sport Nutrition Consultant.
Personal Trainer Manual Fifth Edition, American council on exercise.

67. 減脂可以吃甜食或油炸食品嗎？

只要能做到攝入小於消耗，都能達成減脂的目的，反之吃得再健康，餐餐雞胸肉配水煮青菜，都會變胖。想要吃得開心又能達成減脂的目的，就必須要認真地去了解並計算食物的營養成分，以及用心地搭配每日餐點。這裡提供 Mifflin-St. Jeor 建立計算每日靜息代謝的公式，再乘上運動頻率係數，就可以大略得知自己每日的設計攝入熱量囉！

Mifflin-St. Jeor 靜息代謝公式

男性：RMR = 9.99x 體重（kg）+6.25x 身高（cm）- 4.92
　　　x 年齡（歲數）+5

女性：RMR = 9.99x 體重（kg）+6.25x 身高（cm）- 4.92
　　　x 年齡（歲數）-161

（註釋：磅數除以 2.2 可以換算成千克數；英吋乘以 2.54 可以換算成釐米）

根據預測公式得到的 PNR 乘以適當的活動校正因數：

- 久坐不動（很少或不運動）：1.200

- 少量運動（每週有一到三天進行少量運動／鍛鍊）：1.375

- 中度運動（每週有六到七天進行中度運動／鍛鍊）：1.550

- 大量運動（每週有六到七天進行大量運動／鍛鍊）：1.725

- 極大量運動（極大量的運動／鍛鍊和體力勞動者）：1.9

註釋：該公式對於肥胖的人比不肥胖的人而言，更為準確。

（註釋：1 千克＝ 2.2 磅：1 英吋＝ 2.54 釐米）

以一位 30 歲、身高 165 公分、體重 60 公斤的女性為例，Mifflin-St. Jeor 公式計算出她的每日靜息代謝為 9.99x60 + 6.25x165 – 4.92x30 – 161 = 1282.05 大卡。

在選擇相對應的運動頻率時，例如是中度運動每日建議的攝取熱量就是 1.987.1775 大卡，並且可參照問題「11. 熱量攝取不足有什麼影響？」中的三大營養素之比例，去選擇自己喜歡的食物。將自己喜歡的食物排出優先順序，在各項營養素都沒有超標的情況下設定最大攝取量，然後再利用其它食物，將

剩餘的營養素補齊。

　　例如：我 36 歲，身高 180 公分，體重 78 公斤，中度運動量，喜歡吃炸雞塊，而炸雞塊每 100 克有蛋白質 25 克、脂肪 20 克以及 4 克的碳水化合物，所以我的靜息代謝為 9.99x78 + 6.25x180 – 4.92x36 + 5 = 1732.1 大卡，每日應攝取的熱量為 2,684.755 大卡（這個數值是參考值，每個人都會有差異，例如我大概是在 2,400 大卡左右才能維持體重）。而我每公斤體重最多攝取 1 克的脂肪，因此最多可攝取 78 克的脂肪，若我將其中的 60 克脂肪的份額分配給吃炸雞塊，我便可以吃 300 克的炸雞塊，除了 60 克的脂肪外，還含有 75 克的蛋白質以及 12 克的碳水化合物。而碳水化合物每公斤體重攝取 2~4 克，約為每日攝取 160~320 克，蛋白質由於高強度的重量訓練所以每公斤體重攝取 1.5 克，約為每日攝取 140 克，很明顯地，300 克的炸雞塊並沒有超標。

　　所以即便我每天都吃 300 克的炸雞塊，只要整日的攝量攝取總和不超標，就不會變胖。

🔲 Reference

運動營養諮詢師 應用篇 , 3HFit Sport Nutrition Consultant.
Personal Trainer Manual Fifth Edition, American council on exercise.

68. 減脂可以吃水果嗎？

果糖是單醣，熱量比雙醣的葡萄糖低，以水果代替甜食飲料是相對健康且低熱量的選擇，同時水果能提供身體能量代謝的必要維生素，這也是許多人推薦減脂要吃水果的原因。

然而，任何東西吃多了都是會發胖的，學齡兒童建議每日攝取 2 份水果、成年女性攝取 3 份水果，成年男性攝取 4 份水果，一份水果等於 2 顆（百香果、蓮霧、棗子）、1 顆半的奇異果、1 個（柳丁、水蜜桃、小蘋果、水梨）、1 根小香蕉、1/2 個（大香蕉、釋迦）、1/3 個（木瓜、黃西瓜、芭樂）、13 顆葡萄、9 個櫻桃／荔枝、16 顆草莓、23 顆小番茄。

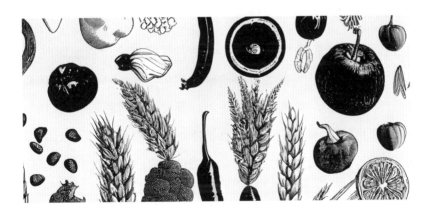

Reference

運動營養諮詢師 實踐篇 , 3HFit Sport Nutrition Consultant.

69. 減脂可以吃白飯嗎？

　　減脂當然可以吃飯，而且身體使用脂肪的效率與碳水化合的代謝速度高度相關，足量的碳水化合物才能確保脂肪的使用效率，這也是許多醫生與營養師呼籲減脂期間不要完全不吃米飯等碳水化合物的原因之一。只要注意控制熱量與營養比例，就可以安心地吃，若能在減脂期間適度地減少白飯的攝取量，或是由其他低 GI 的根莖類食品代替，就更是錦上添花。

　　一般建議每日的碳水化合物攝入量是每公斤體重攝取 2 ～ 4 克，如果運動量少，就盡量接近每公斤體重攝取 2 克碳水化合物；如果運動量大，例如：每週五天以上、每天一小時以上的運動量，則可以偏向選擇每公斤體重攝取 4 克碳水化合物。

　　以 60 公斤體重為例：久坐少動者選擇每公斤體重攝取 2 克碳水化合物，約等於 120 克的碳水化合物，全部都經由白飯攝入時，需要吃 480 克的白飯，大約等於兩個普通碗平碗口的飯量。而高運動頻率的人，可以選擇每公斤體重 3 克碳水化物，約等於 180 克的碳水化合物、720 克的白飯，大約等於三個普通碗平碗口的飯量。

(⊡ Reference)

運動營養諮詢師 基礎篇（上）, 3HFit Sport Nutrition Consultant.
運動營養諮詢師 應用篇 , 3HFit Sport Nutrition Consultant.

70. 減脂可以吃雞蛋嗎？

　　減脂可以吃雞蛋，但不建議吃超過兩顆。雞蛋非常營養，生雞蛋含有大部分生長所需的營養素，唯一的缺點就是脂肪的含量偏高，一顆雞蛋大約有 5-6 克的脂肪，兩顆雞蛋就含有 12 克左右的脂肪，如果是煎蛋或炒蛋，烹調的時候會加入更多的油，很容易就吃進接近或超過 20 克的脂肪。

　　一個 60 公斤、正在減脂的人每日建議是每公斤體重不要攝取超過 1 克脂肪，也就是 60 克脂肪，而 20 克脂肪就占整日消耗的 1/3，會讓其他的食物選擇變得相對少很多。

⊡ Reference

運動營養諮詢師 基礎篇（下），3HFit Sport Nutrition Consultant.

71. 減肥能吃代糖嗎？

並沒有研究證實：代糖與變胖有直接的關聯。曾經有不少代糖會影響健康甚至是致癌的傳聞，而這些傳聞最後都被證實是沒有實驗根據的。代糖並沒有想像中地那麼糟，至少比真「糖」好上一點，過度的負面宣傳甚至讓人以為含「糖」飲料比「代糖」飲料更好。

以木糖醇為例：甜度與蔗糖相當，但熱量只有蔗糖的一半左右，被廣泛地運用在：預防蛀牙、糖尿病患者的蔗糖替代品、減肥甜味劑、幫助肺炎患者恢復等諸多方面，且多是因為身體對木糖醇的反應比對糖來得更平穩而成為替代品。當然能同時戒斷「糖」與「代糖」是最好的，如果不能，適量地利用代糖來緩解對甜味的需求，是可以被接受也相當合理的做法。

🔲 Reference

運動營養諮詢師 基礎篇（上）

Xylitol-containing products for preventing dental caries in children and adults. Riley, Philip; Moore, Deborah; Ahmed, Farooq; Sharif, Mohammad O.; Worthington, Helen V. The Cochrane Database of Systematic Reviews. 2015-03-26, (3): CD010743 [2021-03-26]

University Of Iowa Researchers Find That A Simple Sugar May Prevent Lung Infections In CF Patients. ScienceDaily. [2021-03-26]

72. 喝水能減肥嗎？

讓身體保持充足的水分是減脂的必要條件，脂肪在體內以三酸甘油酯的形式保存，是一種去水的保存型態。但是人類的消化系統沒辦法直接吸收三酸甘油酯，所以必須經過一些反應過程，而水是參與分解脂肪的重要溶劑。

此外當人體處於缺水與營養不足時，會發出相同的「進食暗示」，適量飲水可以避免口渴引發的飢餓感，同時確保體內血液與淋巴正常循環，不管是對健康或減脂都有正面的影響。

根據 2005~2010 年美國國家健康營養調查（NHANES）數據顯示，男性和女性平均日攝水的適宜攝入量（AI）分別為 3.7 升與 2.7 升。這個數據包含食物中的水分，但依舊不容易達成，盡可能地喝水就好，並且要確保一口渴立刻補充水分，遵守少量多次、慢慢飲用的原則，便可確保身體處於不缺水的狀態。

📖 Reference

運動營養諮詢師 基礎篇（下），3HFit Sport Nutrition Consultant.

73. 碳水應該什麼時候吃？

營養學家 John Kiefer 推崇的「碳水後置」主要的規則：

1. 白天少吃碳水化合物，主要的碳水化合物攝入時段後移至下午。

2. 將你的訓練放在下午五點左右，然後將大多數（甚至全部）的碳水化合物在訓練後以及更晚的時候攝入。

首先，對於白天少吃碳水這件事，確實有很多理論支撐它「可能」會增進脂肪的使用率，但目前並沒有搜尋到相關的實驗數據，並且這需要大幅度地改變一個人的飲食習慣，調控不好有可能打亂飲食規律，累積額外的飢餓感。不過如果本來就習慣一天中主要進食時段是在下午的話，那這種方式就十分適合你，然而我並沒有完整地嘗試過這種飲食法，所以不便多作評論。

值得一提的是他所提的第二點中：在運動後大量補充碳水化合物。運動後絕對是最適合補充碳水的時段，此行為有益於增強肌力與體能，並且此時吃進去的碳水化合物變成脂肪的機率最小。

其原因為運動將體內的糖原消耗掉一部分，造成現成的「空缺」，碳水化合物被消化吸收成「糖原」會優先填補這些空缺，所以不容易變成脂肪。糖原主要有三種：儲存於肌肉成為肌糖原、儲存於肝臟成為肝糖原，以及溶解於血液中成為血糖；其中肌糖原的儲量最大總量約有 400 克，但只能被附近的肌肉使用無法移作它用；肝糖原的儲量大約是 100 克用來調整血糖，真正溶解於血液中的糖分大約是 5 克。

此外，健康人群在肌糖原與肝糖原都充足的情況下，中、低強度的運動前是不用額外補充碳水化合物的，反而是運動完 30 分鐘內補充 50~100 克的碳水化合物，可以快速地補充剛運動完消耗的肌糖原，減少脂肪生成的可能，並且確保下一次運動的肌肉的運動能力。

Reference

運動營養諮詢師 基礎篇（上），3HFit Sport Nutrition Consultant.
Can 'Carb Backloading' Really Help You Lose Weight? Written by Kimberly Holland,
April 17, 2018. Healthline(web).

74. 油脂該吃多少？

目前最多國家採用的營養配比建議，攝入脂肪的熱量占每日總熱量的 25~30%，其中單不飽和脂肪酸、多不飽和脂肪酸與飽和脂肪酸的比例應為 1~1.5：1：1。

以一位身高 165 公分、30 歲、體重 60 公斤、中等運動量的女性舉例：利用 Mifflin-St. Jeor 公式計算出她的每日靜息代謝為 1,282.05 大卡，每日建議攝取總熱量為 1,987.1775 大卡（參考問題「59. 減脂可以吃甜食或油炸食品嗎？」）其中脂肪占總熱量的 25~30%，約等於 500~600 大卡，換成脂肪克數就是 55~66 克，方便計算可以化作每公斤體重需攝取 1 克的脂肪。

此外，減脂期間也不能完全戒斷脂肪，至少要滿足每公斤體重 0.5 克的脂肪攝取量，才能避免脂肪攝取不足產生的關聯病症，例如：停經、脫髮、長期甚至可能導致女性骨質疏鬆等。

🔲 Reference

運動營養諮詢師 基礎篇（下），3HFit Sport Nutrition Consultant.

75. 減脂期姨媽出走是為什麼？

飲食導致的經期不穩，主要有兩種原因：

1. 總熱量攝取不足：當攝入熱量長期接近、甚至低於基礎代謝。

2. 營養攝取不足（特別是脂肪攝取不足）：每公斤體重建議攝入 0.5~1 克的脂肪。

停經時常出現在減脂期只吃代餐或是沙拉的人身上，原因是此時身體認為食物來源不充足、不適合生育，所以就會暫停月經避免浪費卵子。解決方式很簡單，就是吃得營養健康，月經就會恢復。

在此順帶一提，不管是更年期產生的停經或是熱量攝取不足導致的停經，都會促使女性賀爾蒙的分泌失調，當女性賀爾蒙減少後骨質的流失就會加速，長期便會出現骨質疏鬆的情況。所以除了盡快恢復營養均衡的飲食，也要注意鈣質的吸收補充。

Reference

運動營養諮詢師 基礎篇（下），3HFit Sport Nutrition Consultant.

76. 碳循環飲食有助於減肥嗎？

碳循環飲食在理論上是可以同時做到增肌與減脂，但是難度非常高，需要非常精確且專業的規劃每日的運動量、運動項目、運動時段，並且配合上飲食控制、進食時段，適時依據身體狀態作出微調。這至少要有一名健身教練、一名營養師，且兩人必須一同設計方案，人力成本與時間成本會遠高於單一選擇減脂或增肌。

而目前能從網路上取得的碳循環範本，就算範本對設計者超有效，依然不一定適合你。不過雖然碳循環對減脂、增肌不一定有用，但至少還沒有研究指出會對健康造成負面影響，所以不妨嘗試看看，或許剛好很適合你喔。

📖 Reference

運動營養諮詢師 應用篇 , 3HFit Sport Nutrition Consultant.

77. 少量多餐能減肥嗎？

少量多餐是一種健康的飲食方式，卻與減脂的關聯性不大。少量多餐適合正在發育、增肌、身體正在恢復期或消化能力較弱的人群，對於正值發育或是康復中的人群，少量多餐利用每一次進食都會刺激胰島素，讓身體一天中有較多時間處於合成的狀態。胰島素可以幫助肌肉合成，主要是因為其中含有 IGF-1 能促進細胞生長，讓身體較長時間內都能進行合成生長。

然而合成與分解是對立的，就像是油門與煞車，當身體開始合成，負責促使分解的激素就會暫時停止分泌，直接影響身體對於已儲存脂肪的使用效率。

此外，需要有一定營養認知的人才能真正地做到「少量」多餐，一般人容易一不小心每餐都多吃了 100 大卡，但一天吃 4 餐，每天就多吃了 400 大卡，大約 2~3 週就會增加一公斤的體重。所以，想要利用少量多餐減脂的朋友，一定要控制好每餐的熱量喔。

🔲 Reference

運動營養諮詢師 應用篇 , 3HFit Sport Nutrition Consultant.

78.「16-8 間歇性斷食」有助於減肥嗎？

消耗熱量大於攝入熱量，才是減脂的唯一定律，而所有的減脂方式都是在遵守唯一定律的前提下，盡可能地多消耗一點熱量或少攝取一點熱量。

間歇性斷食也不例外，是一種讓身體更傾向於消耗熱量的飲食方式，其中最多醫生認可與推薦的是「16-8 間歇性斷食」。16 與 8 分別代表一天中所有營養與熱量要限縮在 8 小時內吃完，剩餘連續16小時不能吃有熱量的食物，而沒有熱量的例如：水、黑咖啡等則可以正常飲用。

相較於少量多餐，16-8 間歇性斷食的原理是讓身體在一天之中有 2/3 的時間處於分解代謝的狀態，身體有充足的時間可以使用脂肪，久而久之身體便更善於分解脂肪，也更傾向將體內的脂肪當作日常供能的來源。越來越多的實驗證明 16-8 間歇性斷食可以降低胰島素阻抗，對於三高與亞健康人群具有一定的正面影響；同時也因為限制進食時段，不容易有額外熱量攝入，是一種對現代飲食文化的一種調節機制。

然而對於想嘗試的人群，尤其是長期久坐少動、體能明顯

下降的人來說，不建議立刻就進行完整的 16-8 間歇性斷食。可以先從「14-10 間歇性斷食」開始，例如：早上 10 點吃第一餐，然後將晚餐為最後一餐稍微提早一點，在晚上 8 點以前吃完，那便完成了 14-10 的間歇性斷食，嘗試多天身體適應了之後再進一步去嘗試 16-8 間歇性斷食。

而 16-8 間歇性斷食最容易遇到的問題：不吃早餐會不會不健康？我會在下一個問題中為各位解答。

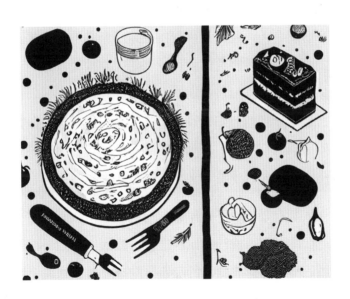

Reference

Effects of Intermittent Fasting on Health, Aging, and Disease. Rafael de Cabo, and Mark P. Mattson, NEJM (2019) .

79. 不吃早餐會不健康嗎？

只要具有規律性，身體大多都能適應，而會對身體產生負面影響的，不是什麼時段該吃或不該吃，而是每次進食的時段都不同，讓身體要不斷地調整適應新的規律而大量損害「節律蛋白」。

一系列的生物節律專家因研究「節律蛋白」而榮獲諾貝爾獎，研究顯示不管是進食或是睡眠，每次進行的時段相差太多的話，身體就會「消耗」節律蛋白來適應新的生活模式，而這種適應對身體是一種隱性的消耗。例如需要輪替夜班的工作性質，類似的工作通常無法長期的進行，因此致病的機率也比較高；飲食也是一樣的，如果長期不吃早餐，對身體的影響是小的，但如果兩天吃早餐，三天不吃早餐，那基本上就跟長期作息不規律一樣，會對身體造成不可逆的負擔。

許多人都有聽過：不吃早餐會得膽結石；然而目前沒有研究證明之間的關連。膽汁的原料之一是膽固醇，如果吃了過多的劣質膽固醇便會影響膽汁的品質，造成雜質在膽囊中堆積而形成膽結石；另一種可能導致膽結石的起因，是脂肪攝取量過

低，由於膽汁是負責分解脂肪的，如果長期不吃脂肪，膽汁就會一直儲存於膽囊中，時間久了可能會凝固而導致膽結石。而這些原因，都與吃不吃早餐沒有直接的關聯性。

🔲 Reference

Fishbein, A. B., Knutson, K. L., & Zee, P. C. (2021). Circadian disruption and human health. The Journal of clinical investigation, 131(19), e148286.

Crumbley, C., & Burris, T. P. (2011). Direct regulation of CLOCK expression by REV-ERB. PloS one, 6(3), e17290.

Reischl, S., & Kramer, A. (2011). Kinases and phosphatases in the mammalian circadian clock. FEBS letters, 585(10), 1393–1399.

Stojkovic, K., Wing, S. S., & Cermakian, N. (2014). A central role for ubiquitination within a circadian clock protein modification code. Frontiers in molecular neuroscience, 7, 69.

Hay R. T. (2005). SUMO: a history of modification. Molecular cell, 18(1), 1–12.

Chen, LC., Hsieh, YL., Tan, G.Y.T. et al. Differential effects of SUMO1 and SUMO2 on circadian protein PER2 stability and function. Sci Rep 11, 14431 (2021).

黃麗霞、劉波兒 (2002)，一位膽結石手術患者的護理經驗，弘光學報，43(7)，11-18。

王秀伯 (2002)，膽道系統疾病，當代醫學，33(3)，180-189。

吳麗彬、周繡玲 (2004)，膽結石，劉雪娥總校閱，成人內外科護理下冊 (三版，413-417 頁)，台北：偉華。

80. 天冷時如何控制食慾？

寒冷的氣溫會間接地刺激食慾，因此想要不被氣溫影響，就必須要做好保暖，讓身體不用額外地燃燒熱量來維持體溫，就不會刺激食慾。

特別是注意手腳的溫度，有些人長期有手腳冰冷的情況，即便身體是暖和的，手腳末梢的溫度可能還是偏低而習以為常。建議還是要適當地活動身體促進血液循環，讓手腳末梢保持較高的體溫來減少身體堆積脂肪的壓力，亦可泡腳與按摩來增加末梢血液循環，也具有一定的效果。

但肢體的冰冷還是會刺激身體產生飢餓感，增加進食來獲取額外熱量，並轉化成保暖用的脂肪。

Reference

運動營養諮詢師 基礎篇（下）, 3HFit Sport Nutrition Consultant.

81. 真的可以吃欺騙餐嗎？

目前沒有研究證實欺騙餐對於減脂有好或不好的影響，減脂唯一需要注意的是攝入的總熱量要小於消耗的總熱量，所以只要長期地總熱量處於赤字，偶爾加入一餐欺騙餐，對於減脂的影響並不大。

在進行控制飲食期間，食慾多少都會有所提升，因此預先在每個禮拜設定一餐欺騙餐，每當感到飢餓或嘴饞時，便會提醒自己不久就可以吃欺騙餐來望梅止渴，當作精神慰藉；它對於心理層面的幫助，可能比生理層面的幫助更為顯著！

欺騙餐並不代表暴飲暴食，需要認真地問自己最想吃的是什麼？哪種食物才能帶來心理上最大的滿足感？然後設定好一個不被打擾的時間來全心享受美食。可以自己享用，也可以與朋友分享，每一口都好好地咀嚼，仔細品嚐食物的味道，告訴自己這都是自己努力得來的獎勵。此外，認真地咀嚼食物也會增加飽足感，因為中樞神經對於咀嚼這個動作的反饋是分泌瘦素，會減退飢餓感，讓消除飢餓感的效能達到最高。

📖 Reference

運動營養諮詢師 應用篇 , 3HFit Sport Nutrition Consultant.

82. 選擇 0 脂肪、0 糖、0 蔗糖的食品就不會變胖嗎?

不少人會對這三個標籤產生誤解,例如:當一個商品只標明是 0 脂肪的時候,依然有可能含有糖分,熱量可能依舊不低;0 糖也是相同的道理,若是含有脂肪,那也可能有相當高的熱量;此外也不要把 0 蔗糖與 0 糖搞混了,能取代蔗糖的調味劑還有果糖、葡萄糖、麥芽糖等,這些熱量也都相差不多。

只有同時標示 0 脂肪與 0 糖、或者是 0 熱量的飲料,才是真正低熱量的食品喔!

Reference

運動營養諮詢師 基礎篇(上),3HFit Sport Nutrition Consultant.

83. 少吃多動是有用的嗎？會反彈嗎？

少吃多動是非常正確的減脂方式，但卻不是人人都能把量控制得很好。年輕的時候可能沒有感覺，但是超過 30 歲之後，同時進行高強度的少吃多動，身體可能恢復不過來而持續不了多久，甚至造成體重不減反增，或者因為效果不佳打擊信心，反而出現壓力帶來的飲食增加。

過度的節食與運動甚至會增加減肥的難度，當運動量突然大幅增加，身體便會自動地增加飢餓感來補足這些額外的熱量損耗，如果此時又限制飲食，以致於無法提供足夠的熱量，除了飢餓感會加倍地累積之外，也無法有效地恢復體能與肌力，讓身體處於又餓又累的狀態，容易進入所謂的「節能模式」。一旦進入節能模式，即便吃得再少、動得再多，即便身體與精神加倍地承受壓力，但減脂的速度卻會變得出奇地慢。

但真正導致失敗的原因，是因為你一直讓你的意志力與大腦發出的求生信號作對抗。一般人可以靠意志力控制飢餓 1~3 個月，有些人甚至可以控制數年，但沒有人能控制一輩子，而且控制的時間越久、反彈得越大，演藝圈中復胖的例子數不勝

數。

因此，不是簡單地少吃多動就可以變瘦，隨著年齡的增加，要把少吃多動改成「控制飲食、適量運動」，才能避免不健康又容易反彈的瘦身。關於飲食的控制可以參考問題「55.為什麼會有平台期？」；關於運動可以參考問題「37.如何製作訓練計畫？」喔！

[□] Reference

運動營養諮詢師 應用篇 , 3HFit Sport Nutrition Consultant.
Personal Trainer Manual Fifth Edition, American council on exercise.

84. 晚上八點以後能不能吃飯？

對於運動量低的人群，八點以後不吃東西確實是比較不容易造成脂肪堆積，但這並不代表八點以後吃東西是不健康的、或者就一定會發胖，主要還是要依據活動的安排。一般在晚上多處於休息的狀態，並不會需要太多能量，如果這時候的身體不需要消耗熱量來修復或生長，那吃進去的大部分熱量就會變成脂肪堆積。因此，對於久坐少動的人群，不建議在晚上攝取過多的熱量。

對於有規律運動人，為了要配合肌肉與肌糖原的修復與補充，所以運動一小時後，非常建議依據體重與運動強度攝入約50~100 克的碳水化合物與 20 克左右的蛋白質，不論早晚（這些熱量並不是額外增加，是從每日建議攝取量中預先劃分出來配給運動後攝入的）。例如：

1. 50 公斤低強度運動：一根香蕉、一杯 350 毫升的豆漿或是牛奶。

2. 65 公斤中強度運動：一根香蕉、一顆雞蛋、一杯 350 毫升的豆漿或是牛奶。

3. 70 公斤中高強度運動：烤雞腿便當或是雞胸肉沙拉加上 300ml 的果汁。

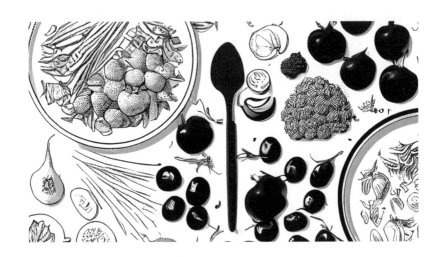

🗇 Reference

運動營養諮詢師 基礎篇（上）, 3HFit Sport Nutrition Consultant.
運動營養諮詢師 實戰篇 , 3HFit Sport Nutrition Consultant.
Personal Trainer Manual Fifth Edition, American council on exercise.

85. 吃蛋白質有助於減肥嗎？

多吃蛋白質與增加脂肪的使用率並沒有直接的關係，但是蛋白飲食（每公斤體重攝取 1.2~1.6 克蛋白質）的特性對減脂是有正面影響的。蛋白質需要較長的時間消化，因此比較不容易感到飢餓，加上它有助於肌肉修復，若配合適量運動，可以有效地增加基礎代謝量增加總熱量消耗，這些都對減脂具有相當大的益處。

需要注意的是，含有蛋白質的食物如魚肉豆蛋奶等，皆具有含量不等的脂肪，在採取高蛋白飲食的同時也要注意脂肪的總攝取量，避免肥胖發生。同時建議動物性蛋白與植物性蛋白一同食用，能增加蛋白質的吸收率，減輕肝臟的負擔。另外，高蛋白飲食需要配合大量的蔬果，以避免便祕等排便不順的情況發生。

Reference

運動營養諮詢師 基礎篇（上），3HFit Sport Nutrition Consultant.

86. 蛋白粉能幫助減脂嗎？

與問題「85.吃蛋白質有助於減肥嗎？」的邏輯相同，蛋白粉與瘦身沒有直接的關係。在此順便說一些關於蛋白粉的常識：乳清蛋白粉中的蛋白是「全完蛋白」，完全蛋白的意思就是被消化吸收後能滿足身體所有對氨基酸種類的需求，並且大部分食品安全檢驗合格的蛋白粉擁有高蛋白質、低碳水化合物與脂肪含量的特性，對於蛋白質攝取不足的人群來說，蛋白粉是相當方便的配餐選擇。

需要注意的是不要把它和「增肌粉」搞混了，增肌粉是在蛋白粉的基礎上添加了相當多的「碳水化合物」，能在高強度的重量訓練之後快速地補充肌糖原避免肌肉流失，但它熱量過高，只適合職業的健美運動員，一般的愛好者選擇蛋白粉即可。

⬛ Reference

運動營養諮詢師 基礎篇（上），3HFit Sport Nutrition Consultant.

87. 如何提高基礎代謝？

　　每日基礎代謝可以理解為：身體每日維持所有活體細胞正常運作的最低熱量消耗，也就是躺著不動就能消耗掉的熱量。這些能量主要是用來「發熱」、維持體溫，因為人是恆溫動物，體內的許多細胞與微生物群需要在適當的溫度下才能正常運行。靜止狀況下身體主要的熱能流失是透過熱輻射，因此基礎代謝與身體的表面積有相當高的關聯性，換句話說增加身體維度便可增加身體的基礎代謝。

　　在除去生長發育與脂肪堆積這兩種增加身體表面積的因素之後，增加肌肉維度便是你促進基礎代謝最重要的方式。並且它不只是在散熱方面有貢獻，較高的肌肉量還會提升體內溫度，修復與生長肌肉等特性都能進一步地增加身體的代謝量，因此增加肌肉量是最為簡單且健康的增加基礎代謝的方式。

⊡ Reference

Personal Trainer Manual Fifth Edition, American council on exercise.

88. 如何解除飢餓？

引發飢餓感的因素有：

1. 低血糖：會導致低血糖的原因，除了超過 12 個小時以上沒有進食之外，最普遍的情況就是吃精緻食品與糖製品。這些食品由於消化吸收速度快，導致血糖大幅度波動，於進食後 30~90 分鐘後便再次出現低血糖，並導致飢餓感，容易產生額外的熱量攝入。解決的方式便是盡量選擇簡單烹飪的自然食物，且依循著先吃蔬菜，再吃魚、肉、豆、蛋等，最後再吃米飯等主食的飲食順序，都能有效地緩解血糖波動造成的低血糖飢餓感。

2. 胃部沒有東西可以消化：「肚子餓得咕嚕咕嚕叫」通常就是胃部沒有東西消化，想要避免這種情況，可以選擇膳食纖維、蛋白質與優質脂肪含量較高的食物，例如：雜糧、穀物、瘦肉與堅果類等，這些食物會刺激腦幹，讓腸胃蠕動速度減慢而需要較久的消化時間，避免腸胃沒有東西消化的狀況。

3. 膳食纖維吃不夠：膳食纖維雖然不能被身體吸收利用，

卻是腸道內益生菌群的食物來源；越來越多研究顯示，益生菌與控制飢餓的中樞神經有極高的關聯性，促使腦幹產生飢餓感來增加進食慾望，提升攝取膳食纖維的機會。若此時還是選擇精緻食品，便有可能產生一直吃不飽，或者是肚子有點撐、卻還是想要吃點什麼的情況。所以，在日常飲食中加入適當的蔬果、穀物，就可以避免這種情況發生。

▣ Reference

運動營養諮詢師 應用篇 , 3HFit Sport Nutrition Consultant.

Wang, Y; Kasper, LH. The role of microbiome in central nervous system disorders. Brain Behav Immun. May 2014.

Dinan, T.G; Cryan, 2015. The impact of gut microbiota on brain and behavior: implications for psychiatry. Curr Opin Clin Nutr Metab Care. 2015.

89. 什麼食物適合代替甜食？

水果是代替甜食的最佳選擇！理由有幾下幾點：

1. 水果中的果糖是單醣，熱量比甜點中最主要的葡萄糖要低。

2. 水果比甜食含有更多纖維，可以提供飽腹感同時幫助消化排便，既健康又能避免過量飲食攝入。

3. 對血糖的影響較小，果糖代謝不需要借助胰島素，因此適量的果糖不容易造成類似吃完甜食反而「開胃」的情況。

雖然有很多好處，但任何東西吃多了都會導致肥胖，而每人每天的適當攝取量是 1~2 份一手可抓起丁狀水果的總量，千萬不要吃得太多喔！

Reference

運動營養諮詢師 基礎篇（上），3HFit Sport Nutrition Consultant.

214

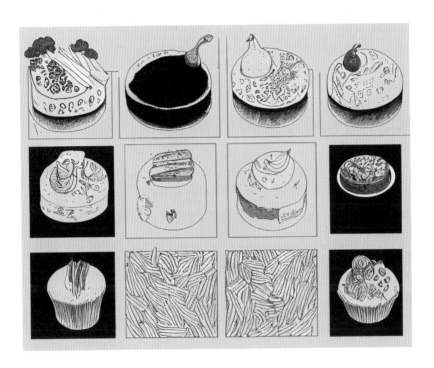

選擇健身房的必備知識

90. 我該去健身房嗎？該怎麼選擇？

健身房是一個相對安全且有運動氛圍的場地，有教練可以指導動作，有多種不同類型的團體課程可以參與，適合絕大部分的運動需求以及以安全為主要考量的運動人群。另外，它也有利於以肌肥大為目標，需要漸進式的不斷增加訓練重量的運動人群。然而，對於剛開始接觸運動的人、或者是對力量訓練需求量比較小的人，仍有許多可替代的場地，例如：

1. 以有氧為主的人可以選擇：公園或是寬敞的行人步道慢跑、游泳或者是騎自行車。

2. 以功能性訓練為主的人可以進行：游泳、單槓、徒手HIIT（高強度間歇運動）、各式球類等作為主要運動方式。

3. 以平衡性訓練為主的人可以進行：舞蹈、跳繩、單腳平衡站立、單邊跳躍等。

如果在考量過運動目的、場地器材、運動指導、安全性等因素後決定選擇健身房，在選擇健身房之後還需要考慮幾項因素，來篩選適合自己的健身房：

1. 方便且距離近是絕對必要的條件：運動已經是一件既耗費心力也耗費體力的事情，如果需要較長時間的通勤或者是地點偏遠、不容易到達，很容易就會怠惰而無法堅持規律的運動。

2. 會不會出現強迫推銷的行為：這也是我許多會員放棄原先健身房的主要原因之一，強迫推銷的行為會大大地減少你去運動的意願！

3. 場館開放時間與你自己的運動時間是否能配合：許多人工作時間較長或下班時間不確定，如果要卡著點趕去運動，會打破生活與運動之間的平衡。

4. 運動器材的品質：特別是重量訓練的器材都很重，如果突然故障非常容易導致受傷，所以要特別注意重量訓練器材的質量，如果使用起來有明顯的晃動或是有多處生

鏽，最好就不要選擇這家健身房。

5. 處理問題的態度：除了注意器械與設備的品質之外，還需要考慮店家對於會員需求的處理態度與速度，以避免自己的權益受損。

91. 該怎麼選擇教練？

對於沒有運動經驗的人群，非常推薦在運動初期就請私人教練來帶領你訓練，才能少走很多彎路。以我個人為例，從大學三年級開始健身，前兩年沒有訓練的完整概念，天天練胸而事倍功半；到了第五年進入平台期，才決定找教練；找教練的過程也不是很順利，一共換了七個教練才遇到我的啟蒙健身教練。

好的教練可遇不可求，為了讓大家能更有效率地健身，我將心得整理成以下幾點，幫助大家選擇適合自己的健身教練：

1. 有能力依據你的需求提供完整的訓練計畫：訓練計畫不只是運動時長與次數而已，還需要設定每次的訓練強度與阻抗重量、設定目標節點與目標之間的檢查點，並且在沒有達成檢查點的進度時，作出改善方案供你選擇。這其實是「私人教練」的基本能力，然而從業多年卻發現真正與會員溝通、制定合理目標且依據實際狀況調整訓練的教練並不多，許多教練只停留在「指導動作」這個層面。

2. 有能力避免會員的運動傷害：除了運動過程中教練必須把注意力完全放在會員身上，避免意外發生，有些教練認為「練健身多少都會受些傷」，這句話我非常不認同。職業健美選手或是力量舉的選手，都會在訓練時刻意地避免受傷，因為肌肉受傷會打亂肌肥大的生長循環，而關節或韌帶受傷更需要停止訓練直到康復，都對肌肉生長與運動表現有巨大的負面影響。健身教練的職責，就是依據自己的經驗配合所學知識，幫助會員能安全有效地達成設定目標。

3. 具有同理心：同理心與同情心不同，同理心是以對方的視角來觀察與判斷，一個優秀的教練除了專業知識之外，最重要的便是能以客戶的角度來看待遭遇到的問題，真正感同身受，以可行的方式來改善遇到的問題，而不是重複地要求會員做無法完成的動作，或者以同樣的訓練模式訓練所有會員。

4. 適合自己：選擇私人教練更像是選擇一起交期末報告的成員，雖然他是來輔助你解決問題的，但真正的執行者還是自己，且身體與心靈都會受到一定程度的挑戰與煎熬。他必須要能在你已經想要放棄的時候，有辦法激

勵你堅持下去，他必須要比你更積極，才能帶領你不間斷，最重要的是他要有責任心，把每個人的託付都放在心上。

最後建議大家在購買課程時就先跟教練溝通好，如果發現不合適就會換教練，再優秀的教練也不可能適合所有的人群，所以請不要怕尷尬而損失了自己的權益。

另外如果你真的遇到你認為非常優秀的教練，請好好地支持他，並且向其他有需要的人推薦他。由於私教課的質量不容易被量化，所以真正好的教練的課時費，往往跟普通教練差不多，但一個負責任的教練花出的心力，絕對是普通教練的 1 倍以上。

所以，好好選擇優質教練，才是雙贏！

92. 想要減脂，去健身房可以做些什麼？

1. 針對 BMI（體重（公斤）/ 身高 ^{2}（公尺 ^{2}））超過 25 的人建議從低強度的運動開始，例如：橢圓機、跑步機的斜坡快走等，不建議選擇慢跑、跳躍等會讓膝蓋會大量受力的運動。

2. BMI 小於 25、沒有運動習慣的人，可以先從基本體能開始，選擇低強度的團操課程，例如：舞蹈、瑜伽、拳擊有氧等課程。這些課程不只能讓你增加體能，激活大部分的身體肌群，同時能訓練平衡感與協調性，非常適合初學者參與；且在身體適應之後，可以選擇同類型但難度更高的課程，例如：空中瑜伽、槓鈴有氧等。

3. 想要以重量訓練為主要目的的朋友，也可以先從槓鈴有氧的團體課程開始。槓鈴有氧包含了大部分自由槓鈴的訓練動作，雖然重量較輕但是有教練指導，可以先從槓鈴有氧的團課中熟悉動作，再到健身房的力量訓練區開始增肌訓練。

4. 對於有一定運動基礎的人，剛到健身房，非常推薦把所有團操課程都上過一遍，不論是跑步或是力量訓練都是

重複性非常高、非常無趣的，相對不容易堅持。團操課卻能解決這一點，有不同的運動形式、音樂以及夥伴一同參與課程，有助於養成運動習慣，打贏減脂的持久戰，且不同的運動能訓練不同的肌肉與體能特性，更完整地提升運動能力。

93. 增肌與減脂無法同時進行嗎？

　　沒有經過重量訓練與飲食控制的人，有相當大的機會能夠同時增肌與減脂。其中一項原因是，當肌肉經歷力量訓練之後，會增加肌糖原的儲量，對於維度的增加相當顯著，會有 3~6 個月、甚至是 1 年的維度增長蜜月期。並且在這段期間內身體修復合成肌肉會需要額外的能量，適當地加上低強度有氧，甚至不做有氧都有機會降低體脂肪，達到同時增肌減脂的效果。

　　所以如果你還未有規劃地進行增肌訓練與控制飲食，非常建議將力量訓練加入到運動計畫之中，會有意想不到的好處喔！而對於那些已經增肌一至兩年以上的人，想要同時進行增肌與減脂是非常困難的。對於比較進階的健身愛好者來說，在減脂的時候只能盡可能地維持肌肉量，想要同時進行增肌與減脂，難度相對高。

📖 Reference

Personal Trainer Manual Fifth Edition, American council on exercise.

94. 增肌有助於減脂嗎？

　　增肌對減脂是有幫助的，增加肌肉可以提高基礎代謝量，雖然每日多消耗的熱量並不多，但長期下來是相當可觀的；較多的肌肉會提高運動時的熱量消耗，無形之中也能額外地消耗更多熱量；最後也是最重要的，足夠的肌肉量可以讓你在減重成功後，擁有好看的體型！

　　但如果只想單純地討論哪種運動消耗脂肪的能力比較好，那重量訓練消耗脂肪的能力肯定是不及有氧運動的，因此想要有效率地減少脂肪，最好是重量訓練配合上有氧運動，才能達到事半功倍的成效。

▢ Reference

Personal Trainer Manual Fifth Edition, American council on exercise.

如何局部減脂？

95. 為什麼不能只瘦肚子？

雖然研究證實，沒有方式可以局部消除脂肪，但如果深入探討這個問題，還是有些需要注意的技巧可減少肚子的維度。

首先要知道「腰圍」所包含的脂肪與其他部位的脂肪稍有不同，除了「皮下脂肪」之外，還有「內臟脂肪」。皮下脂肪沒有指向性，只能透過足夠的運動來改善全身整體的皮下脂肪含量；而想要有效降低內臟脂肪，就需要關注日常生活消耗與飲食控制。所以如果沒有控制飲食，會容易出現四肢纖細有線條、腹部摸起來很硬、但腰圍依然較大的情況。

想要有效地降低內臟脂肪，「活動」比「運動」有效！我也會指導想要消除內臟脂肪的會員進行「長時間低強度」的「活動」，例如：斜坡快走等低強度有氧，甚至是散步、逛街、打

掃等能夠持續數小時也不容易感到疲累的「非結構式」活動，這些低強度的活動，比起短時間高強度的運動更能消除內臟脂肪。

肚子附近不管是內臟脂肪還是皮下脂肪，對於身體都有很重要的功能，包括保護內臟等，身體不會輕易地去分解這裡的脂肪。因此，想要靠每天 5 分鐘的核心運動來消除小腹的成功機率，是非常低的。

所以如果你是已經有很大「運動」量但卻依然腰圍凸出的人，不妨試試低強度長時間的「活動」來減少腰圍，相信一定會有意想不到的結果。

96. 怎麼瘦掰掰袖？

想要有效地消除脂肪，就要先了解脂肪是如何燃燒的。身體利用脂肪的方式主要有兩種：

1. 透過「脂蛋白脂酶」（lipoprotein lipase，LPL）分解「血液中」的三酸甘油酯，還原成脂肪酸進入細胞被利用。

2. 透過「荷爾蒙敏感性脂解酶」（hormone-sensitive lipase，HSL)，將脂肪細胞內的三酸甘油酯分解成脂肪酸，使這些脂肪酸流入「血液循環」中被利用。

不管是哪種方式，脂肪都要先透過「血液輸送」才能被利用，而血液是全身流動沒有指向性，所以沒辦法「規定」運動所消耗的脂肪來源，自然沒有「動哪瘦哪、局部消除脂肪」這件事。所以不管是想要瘦掰掰袖、瘦小腹、還是瘦大腿，方式都是一樣的，控制飲食並且做適量的有氧運動，才是真正有效的「哪都瘦」的運動！

Ⓡ Reference

Personal Trainer Manual Fifth Edition, American council on exercise.

97. 怎麼瘦小腿？

首先，沒有任何局部瘦小腿的運動方式，原因可參見問題「96.怎麼瘦掰掰袖？」文中提到，最有效的方式就是控制飲食並且做適量的有氧運動！然而除了「脂肪」會增加腿圍之外，還有一些注意事項可以幫助縮減小腿腿圍喔。

腿部是全身最強壯也最常被用到的肌肉群，力量與耐力都非常強，想要瘦小腿不只是減去脂肪，有些人也會減少肌肉的需求。拉伸確實是有助於延長肌纖維，讓肌肉看起來更平順，但卻無法改變總體積。

想要減小肌肉維度，唯一的方式就是「不用」它。不只是跑步、跳躍等主動運動，被動的像是長時間站立、長時間久坐、下肢循環差等都會造成代謝壓力，刺激小腿的腿圍增粗，而且這些被動的增粗因素，影響力可能會大於主動運動。以下提供幾項減少被動增粗腿圍的方式：

1. 久站人群盡可能穿彈性襪來增加下肢循環：下肢循環不止有血液還包含淋巴循環，淋巴系統與血液不同，沒有心臟收縮當作動力，所以需要肌肉的收縮或是壓力襪的

輔助來增加循環。

2. 增加心肺能力：規律的運動可以增加心肺能力，同樣可以改善下肢循環，有助於減低代謝壓力，幫助縮小腿圍。

3. 按摩也是很重要的：按摩可以幫助肌肉排除代謝後的產物，同樣可以減低代謝壓力，幫助縮小腿圍。

最後想要提醒大家，不要太過於苛求自己的身材，健康才是最美最好的，不要被世俗的審美影響，自己活得健康自在才是最真實、最重要的，希望大家都能很愛自己的身體，並且努力地去維持身體的健康與活力喔！

[□] Reference

Personal Trainer Manual Fifth Edition, American council on exercise.

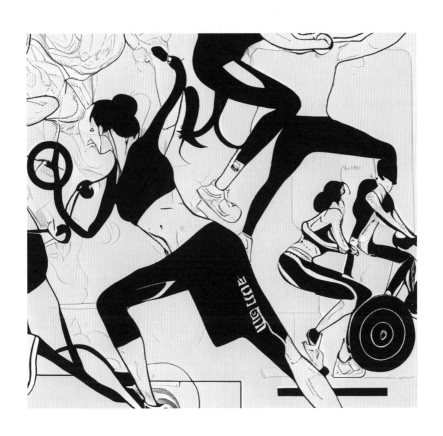

與減脂有關的內分泌問題

98. 胰島素是敵是友？

胰島素脂肪是體內最重要的合成激素，合成脂肪只是其中的一項功能，它還參與了肌肉增長、細胞修復以及最重要的「將血糖傳輸到細胞」等眾多功能，可以理解為沒有足量的胰島素，體內的細胞就無法正常運作，這些都表明了胰島素的重要性。

雖然身體不能沒有胰島素參與反應，但是當胰島素濃度長期過高，就會對身體帶來不良影響，例如：阻止脂肪分解利用以及造成胰島素阻抗，降低胰島素對身體的作用能力。這些負面影響可說是複雜的因果關係，也幾乎都會同時存在，所以「胰島素阻抗」的患者確實容易出現肥胖的情況。

此外，如果下列三項特徵你都有出現，那你很可能已經有「胰島素阻抗」的高危險群：

1. 飯後嗜睡。

2. 內臟脂肪過量堆積。

3. 體檢有三高的症狀。

如果已經出現明顯的不適症狀，請盡快尋求專業的醫療協助。若是想要從日常生活中做出一些改善，我們可以先從穩定血糖開始。胰島素的分泌量與血糖含量互為果因而高度相關，所以要穩定胰島素分泌量，就要穩定血糖。

穩定血糖的方式，相信大家都耳熟能詳：規律運動、控制飲食、少吃經加工食品、多吃自然食物等，透過減少體內糖原的總量來降低血糖超標的可能性。血糖造成的負面影響都是緩慢累積的，所以請不要忽視這些小小的有益身體健康的行為，這些小改變才是避免或改善慢性疾病的最有效方式，我們會在下一個問題「99.改善胰島素過量分泌的飲食分式」提供更多如何利用飲食習慣來改善胰島素阻抗過量分泌的祕訣。

🔲 Reference

運動營養諮詢師 基礎篇（上）, 3HFit Sport Nutrition Consultant.
運動營養諮詢師 基礎篇（下）, 3HFit Sport Nutrition Consultant.
運動營養諮詢師 實戰篇 , 3HFit Sport Nutrition Consultant.
Personal Trainer Manual Fifth Edition, American council on exercise.

99. 改善胰島素過量分泌的飲食方式

　　胰島素的分泌量是依據血糖的高低來決定的，只要能維持血糖的平穩，就能夠控制胰島素的分泌，以下列舉幾個方向供大家參考：

1. 細嚼慢嚥：「狼吞虎嚥」不只會造成消化不良，血糖的上升速度也會比較快。把原來的一口飯菜，分成兩口、甚至是三口，好好地咀嚼與感受；大量的咀嚼食物不只是增加唾液分泌，幫助消化、增長食物與食物之間被消化的時間間隔，間接降低消化後的血糖值，也能刺激中樞神經降低食慾，一舉數得。

2. 進食順序：先吃菜（膳食纖維），再吃肉（蛋白質與脂肪），最後吃主食（碳水化合物）。有研究顯示，即便是相同的飯菜，吃的順序不同，也會影響飯後的胰島素分泌量！

3. 適量運動：高血糖之所以會變成「文明病」，主要是因為現在人的運動量太少，體內儲存的糖原沒有被利用完又再次進食，導致過多的血糖無法及時地被儲存，只能

等待被轉化成脂肪儲存。想要有效地降低血糖其實很簡單，就是將肌肉與肝臟中糖原消耗掉，讓消化吸收後的糖原有「空位」可以被儲存，就不會產生血糖過高的情況；唯一消耗肌肉中糖原的辦法就是運動，而運動與控制飲食，是從根本解決高血糖的唯一方式。

4. 少吃精緻食品：經過多次加工的食品會更容易被身體消化吸收，這也會增加血糖上升的速度，因此能不吃精緻加工食品，就儘量避免。

🔲 Reference

運動營養諮詢師 基礎篇（上）, 3HFit Sport Nutrition Consultant.
運動營養諮詢師 基礎篇（下）,, 3HFit Sport Nutrition Consultant.
運動營養諮詢師 實戰篇, 3HFit Sport Nutrition Consultant.
停看聽 - 您的用餐過程，臺大醫院營養室營養師 陳慧君，財團法人糖尿病關懷基金會 2017「糖尿病家族」http://www.dmcare.org.tw/up3/2017-2- 陳慧君 .pdf

100. 減脂就不能吃高 GI 食物嗎？

只要能做到攝入大於消耗，都能達成減脂的目的，健康的人群在適量的範圍內沒有一定不能吃的食品。許多人害怕吃高 GI 食品，是因為會導致血糖快速升高而產生一系列的負面影響，例如：血糖波動變大、食慾增加、胰島素過度升高、合成脂肪等。但是只要你有規律的運動、控制熱量、以及各項營養都按比例均衡攝入，那食品的 GI 質對你減脂的進度並不會產生過多的影響。

如果還是害怕高 GI 的食品會帶來血糖波動等負面影響，可以在吃高 GI 食品前先適度運動，來消耗肌肉中的肌糖原與血液中的血糖，形成肌糖原與調節血糖的肝臟中的肝糖原的空缺，讓高 GI 食品快速釋放出來的血糖快速地填補進這些空缺中；只要總量沒有超過，血糖就不會出現過高的情況。

然而，如果你沒有規律地運動或活動量不足，那選擇低 GI 的食品確實會幫助你維持減脂的效率。因為長時間的高血糖會緩慢地減少你使用脂肪的能力、以及增進食慾，而低 GI 的食品的影響會相對小一些，間接地減少增胖等負面情況的發生。

(🔲 Reference)

運動營養諮詢師 基礎篇（上）, 3HFit Sport Nutrition Consultant.
運動營養諮詢師 基礎篇（下）, 3HFit Sport Nutrition Consultant.
運動營養諮詢師 實戰篇 , 3HFit Sport Nutrition Consultant.

瘦身的 100 個祕密

減重迷思一次破解，運動營養師王元哲教你健康瘦身不復胖！

作　　　　者／王元哲
插　　　　畫／王元哲
美 術 編 輯／申朗創意
責 任 編 輯／吳永佳
企畫選書人／賈俊國

總　 編　 輯／賈俊國
副 總 編 輯／蘇士尹
編　　　　輯／高懿萩
行 銷 企 畫／張莉滎・蕭羽猜・黃欣

發　 行　 人／何飛鵬
法 律 顧 問／元禾法律事務所王子文律師
出　　　　版／布克文化出版事業部
　　　　　　　台北市中山區民生東路二段 141 號 8 樓
　　　　　　　電話：(02)2500-7008 傳真：(02)2502-7676
　　　　　　　Email：sbooker.service@cite.com.tw
發　　　　行／英屬蓋曼群島商家庭傳媒股份有限公司城邦分公司
　　　　　　　台北市中山區民生東路二段 141 號 2 樓
　　　　　　　書虫客服務專線：(02)2500-7718；2500-7719
　　　　　　　24 小時傳真專線：(02)2500-1990；2500-1991
　　　　　　　劃撥帳號：19863813；戶名：書虫股份有限公司
　　　　　　　讀者服務信箱：service@readingclub.com.tw
香港發行所／城邦（香港）出版集團有限公司
　　　　　　　香港灣仔駱克道 193 號東超商業中心 1 樓
　　　　　　　電話：+852-2508-6231　　傳真：+852-2578-9337
　　　　　　　Email：hkcite@biznetvigator.com
馬新發行所／城邦（馬新）出版集團 Cité (M) Sdn. Bhd.
　　　　　　　41, Jalan Radin Anum, Bandar Baru Sri Petaling,
　　　　　　　57000 Kuala Lumpur, Malaysia
　　　　　　　電話：+603- 9057-8822　　傳真：+603- 9057-6622
　　　　　　　Email：cite@cite.com.my
印　　　　刷／韋懋實業有限公司
初　　　　版／2023 年 2 月
定　　　　價／300 元
Ｉ Ｓ Ｂ Ｎ／978-626-7256-38-1
Ｅ Ｉ Ｓ Ｂ Ｎ／978-626-7256-41-1（EPUB）

城邦讀書花園　布克文化
www.cite.com.tw　www.sbooker.com.tw